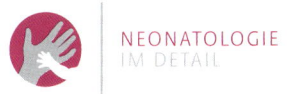

NEONATOLOGIE
IM DETAIL

Herausgegeben von
Mario Rüdiger

Mario Rüdiger

Erstversorgung im Kreißsaal

1 Abbildung und 2 Tabellen

W0089944

Ligatur

Anschrift des Verfassers:

Professor Dr. med. Mario Rüdiger
Universitäts-Klinikum Carl Gustav Carus
Klinik für Kinder- und Jugendmedizin
Leiter Neonatologie und Pädiatrische Intensivmedizin
Fetscherstr. 74 · 01307 Dresden

© 2010 Ligatur Verlag für Klinik und Praxis
Ramsbachstr. 82, 70597 Stuttgart
www.ligaturverlag.com

Lektorat: Harald Rass, Editorial Service GmbH, Schwalbach-Hülzweiler
Umschlaggestaltung und Layout: Cyclus · Visuelle Kommunikation, Stuttgart
Umschlagbild: Autor
Druck und Verarbeitung: Offizin Scheufele GmbH + Co. KG, Druck und Medien, Stuttgart

Printed in Germany

ISBN 978-3-940407-29-0

Inhalt

Für Ulrike:
„JA" am 26. Juni und
danke für Alles.

Vorwort

Neonatologie detailliert ist eine neue Reihe von Taschenbüchern, die sich einzelnen, klinisch interessanten Aspekten der Neonatologie widmet. Ausgehend von klinischen Fragestellungen werden pathophysiologische Überlegungen und experimentelle Ergebnisse präsentiert. Daten aus klinischen Studien bilden dann die Grundlage für eine kritische Diskussion der derzeitigen Diagnose- bzw. Therapiestrategien und für Vorschläge zum klinisch-praktischen Vorgehen.

Es ist das Ziel von **Neonatologie im Detail**, valide Daten für die klinische Entscheidungsfindung bereitzustellen. Ich hoffe, dass **Neonatologie im Detail** damit einen Beitrag leistet, Prinzipien der *evidence based medicine* in das klinische Handeln zu implementieren und so das Eminenz-basierte Vorgehen abzulösen.

Das Projekt **Neonatologie im Detail** ist nur mit finanzieller Unterstützung industrieller Partner zu realisieren. Diese Partner haben jedoch keinen Einfluss auf Themenwahl oder inhaltliche Gestaltung. Die präsentierten Aussagen, Wertungen oder Schlussfolgerungen liegen ausschließlich in der Hand des jeweiligen Autors.

Der zweite Band zur Erstversorgung im Kreißsaal wurde freundlicherweise durch die Firma Lyomark Pharma GmbH unterstützt, wofür Herausgeber und Verlag danken. Die präsentierte internationale TEST-APGAR Studie wurde durch die Else-Kröner-Fresenius Stiftung ermöglicht.

Dresden im Juli 2010
Mario Rüdiger

Einleitung

„Die Reanimation von Neugeborenen wird in vielen Artikeln besprochen. Selten gab es mehr phantasievolle Ideen, Enthusiasmus, Abneigungen und unwissenschaftliche Beobachtungen für ein klinisches Bild. Obwohl es Ausnahmen gibt, ‚zeichnet‘ sich die Mehrzahl der Publikationen durch ihre schlechte Qualität und den Mangel an genauen Daten ‚aus‘." [1]

Aktualität von Virginia Apgar

Mit diesen Worten leitete Virginia Apgar ihre bahnbrechende Publikation vor fast 60 Jahren ein. Seit dieser Zeit haben sich nicht nur die technischen Möglichkeiten verändert, sondern ein neues Fachgebiet – die Neonatologie – ist entstanden und die Überlebensrate der Neugeborenen hat sich dramatisch verbessert.

Allerdings blieben in den letzten 10 Jahren die Morbidität und Mortalität extrem unreifer Frühgeborener nahezu unverändert. Für eine weitere Qualitätsverbesserung ist es wahrscheinlich wieder an der Zeit, alte Strategien der Erstversorgung zu hinterfragen und neue Paradigmen aufzustellen. Aus diesem Grund untersucht das vorliegende Buch, welche Gültigkeit der Ansatz von Virginia Apgar heute, nachdem eine Vielzahl weiterer Publikationen erschienen ist, noch hat.

Was das vorliegende Buch nicht ist

Ausgehend von pathophysiologischen Überlegungen und experimentellen Daten werden die Ergebnisse klinischer Studien zur Erstversorgung Neugeborener kritisch diskutiert. Dem Leser sollen so Argumente geliefert werden, die ein individuelles Vorgehen nach Abwägen von Vor- und Nachteilen ermöglichen. Erwartet der Leser hingegen ein „Kochrezept" für das konkrete Vorgehen im Kreißsaal, so wird der vorliegende zweite Band von „Neonatologie im Detail" diese Erwartungen nicht erfüllen.

Reanimation versus Erstversorgung

Im angloamerikanischen Sprachgebrauch hat sich das Wort *resuscitation* für die Versorgung der Neugeborenen etabliert, die deutsche Sprache unterscheidet zwischen „Erstversorgung" und „Reanimation". Die meisten Neugeborenen kommen aber aus einer intrauterinen Situation, in welcher sie leben, so dass nur sehr wenige wirklich „wiederbelebt" d. h. reanimiert werden müssen. Da bei den meisten Einsätzen im Kreißsaal lediglich eine Erstversorgung notwendig ist, liegt der Schwerpunkt des vorliegenden Bandes auf der Unterstützung der postnatalen Anpassung, die eine reanimationspflichtige Situation verhindert.

1 Zustandsbeurteilung des Neugeborenen

Vor dem Beginn jedweder Maßnahmen steht eine ausführliche Zustandserfassung. Erst nach Beurteilung des Neugeborenen kann eine adäquate Intervention eingeleitet werden. Die Effektivität der Maßnahmen muss im weiteren Verlauf evaluiert und das weitere Vorgehen adaptiert werden. Im ersten Kapitel wird daher zunächst dargestellt, wie der Zustand des Neugeborenen in der Vergangenheit beurteilt wurde. Anschließend werden Möglichkeiten und Grenzen des Apgar-Scores diskutiert, um im letzten Abschnitt drei Konzepte vorzustellen, wie die Beurteilung Neugeborener im Kreißsaal nach heutigem Kenntnisstand erfolgen sollte.

1.1 Historischer Rückblick

Schwangerschaft und Geburt waren schon immer besondere Ereignisse im Leben der Menschen. Bereits in Hieroglyphen- und Keilschrifttexten finden sich Hinweise auf den Ablauf der Geburt sowie Vorschriften, wie mit dem Neugeborenen nach der Geburt zu verfahren sei [2–4]. Später wurden diese Hinweise und Erfahrungen in medizinischen Schriften zusammengefasst. Die sich im Laufe der Jahrhunderte verändernde Sichtweise wird im folgenden Abschnitt an drei Beispielen demonstriert.

1.1.1 Soranus von Ephesus (ca. 98 – 138)

Der in Alexandria ausgebildete Soranus von Ephesus bezog sich auf die hippokratischen Grundsätze, zu denen u.a. eine gründliche Patientenbeobachtung und die Sammlung von Fakten gehörten [5,6]. Dementsprechend finden sich in seinen Werken sehr anschauliche und individuelle Beschreibungen, aus welchen sich Empfehlungen für das Vorgehen ableiten. In „Gynäkologie" – einem der wichtigsten seiner mehr als 20 Bücher – gibt er eine detaillierte Beschreibung, auf welche Aspekte eine Hebamme bei der Untersuchung des Neugeborenen zu achten hat [7]: sofortiges und kräftiges Schreien, adäquate Reaktionen, rege Bewegungen, ansprechendes Aussehen, das Fehlen von Fehlbildungen, die Geburt zur rechten Zeit und eine unauffällige Schwangerschaft. Neugeborene, die diese Kriterien nicht erfüllten, waren – nach der damaligen Auffassung – nicht wert, aufgezogen zu werden.

1.1.2 Max Runge (1849 – 1909)

Max Runge, der Direktor der Frauenklinik Göttingen, veröffentlichte fast zwei Jahrtausende später das Lehrbuch „Die Krankheiten der ersten Lebenstage", da ihn die „Lückenhaftigkeit unserer Kenntnisse sowie die Zerstreutheit der Literatur in vielen Capiteln dieses Grenzgebietes zwischen Geburtshülfe und Kinderheilkunde" überraschte [8].

Bei der systematischen Beschreibung der Ursachen und Symptome der Asphyxie des Neugeborenen unterteilt er den Zustand des Neugeborenen in zwei Grade. Demnach ist im „ersten, leichten Grad" die „Haut des Kindes tiefblau bis blauroth gefärbt", „die Glieder sind meist völlig regungslos, der Tonus ihrer Muskulatur ist aber erhalten", „die Herzaction ist verlangsamt aber kräftig, meist an der Brustwand für das Auge sichtbar", „Respirationsbewegungen fehlen ganz oder treten nur in grossen Pausen und sehr oberflächlich auf", „applicirt man Hautreize, so antwortet das Kind mit lebhafteren Inspirationen" [8].

Im zweiten Grad ist das Kind „wachsbleich" und nur die Lippen sind leicht bläulich verfärbt, „die Extremitäten, der Kopf und Unterkiefer hängen schlaff und haltlos herab, der Muskeltonus ist erloschen". „Respirationen fehlen meist völlig", „nur die auf die Brust gelegte Hand entdeckt den schwachen, oft kaum fühlbaren und meist recht frequenten Herzschlag", „Hautreize führen zu keinem Ziel, es gelingt nicht, durch sie Respirationsbewegungen anzufachen. Das Fehlen des Muskeltonus und der Reflexerregbarkeit ist charakteristisch für dieses zweite, tiefere Stadium der Asphyxie" [8].

1.1.3 Virginia Apgar (1909 – 1974)

Trotz einer gewissen Systematik hatten viele Zustandsbeschreibungen noch einen relativ subjektiven Charakter. Aus diesem Grunde schlug die Anästhesistin Virginia Apgar 1952 auf der 27. Jahrestagung der Anästhesisten in Virginia Beach eine systematische Beschreibung des Neugeborenen vor. Das Ziel ihrer Arbeit bestand darin, eine einfache, klare Klassifikation des Neugeborenen zu schaffen, die es erlaubt, das Ergebnis unterschiedlicher geburtshilflicher Vorgehensweisen bzw. postnataler Reanimationsmaßnahmen zu vergleichen.

Apgar hatte an 1021 Neugeborenen fünf Zustandsmerkmale evaluiert [1]. Nach der Originalarbeit war eine Herzfrequenz von 100 – 140 normal (nur 3 Neugeborene hatten eine Frequenz über 140, diese erhielten auch 2 Punkte). Neugeborene erhielten 0 Punkte, wenn sie im Alter von einer Minute apnoeisch waren, und 2 Punkte, wenn sie zu diesem Zeitpunkt ungestört atmeten bzw. schrieen. Die Reflexirritabilität wurde anhand der Reaktion auf jede Art der Stimulation (meist Absaugung) beurteilt. Obwohl die spontane Miktion nicht als Reaktion auf einen Stimulus zu werten ist, erhielten diese Kinder auch 2 Punkte. Der Muskeltonus war einfach zu beurteilen: Ein komplett hypotones Kind erhielt 0, ein Kind mit gutem Muskeltonus 2 Punkte. Komplett zyanotische oder blasse Neugeborene erhielten 0, bei Akrozyanose 1 und bei rosiger Hautfarbe 2 Punkte.

Mit dem Apgar-Score lag erstmals ein System vor, das eine objektive Beurteilung des Zustandes eines Neugeborenen ermöglichte.

Fazit für die klinische Praxis

Die genaue Beobachtung des Zustandes des Neugeborenen während der ersten Lebensminuten ist die Voraussetzung dafür, die Notwendigkeit einer Intervention zu erkennen. Der von Virginia Apgar vorgeschlagene Score aus fünf Merkmalen erlaubt – im Gegensatz zu den davor üblichen subjektiven Beschreibungen – eine objektive, quantifizierbare Zustandsbeurteilung des Neugeborenen.

1.2 Der Apgar-Score

Nach der Erstbeschreibung 1952 etablierte sich der von Virginia Apgar vorgeschlagene Score zunehmend, so dass er heute in den meisten Ländern der Welt Anwendung findet. Der folgende Abschnitt untersucht, welche Bedeutung und Aussagekraft der Apgar-Score mehr als ein halbes Jahrhundert nach seiner Einführung noch hat und an welche Grenzen er in der täglichen Praxis stößt.

1.2.1 Praktische Aspekte bei der Anwendung

Der Apgar-Score zeichnet sich durch seine einfache Handhabung und Praktikabilität aus. Er kann bei jeder Entbindung unmittelbar ohne aufwändige Geräte vergeben werden. Einige Aspekte sind jedoch bei der Anwendung zu beachten.

Was wird beurteilt?

Der Score besteht aus fünf Merkmalen, die eng miteinander assoziiert und in der Aussagekraft teilweise redundant sind [9]. Trotzdem haben die einzelnen Komponenten eine unterschiedliche Wichtigkeit [10,11]. Durch eine entsprechende Gewichtung ließe sich die Aussagekraft des Scores verbessern, allerdings wäre die einfache Handhabbarkeit damit aufgehoben [12].

Insbesondere die Hautfarbe ist ein unbefriedigendes Kriterium. Der Apgar-Score bewertet sowohl Zyanose als auch Blässe mit 0 Punkten (und nicht „blass" mit 0 und „blau" mit 1 Punkt, wie zunächst fälschlich im deutschen Sprachgebrauch angegeben [13]). Dieses Vorgehen steht im Gegensatz zur – konzeptionell gut begründeten – Unterscheidung in „weiße" und „blaue" Asphyxie. Außerdem ist die Sauerstoffsättigung bei allen Neugeborenen während der ersten Lebensminuten niedrig und die Hautfarbe auch deshalb ein schlechter Surrogatparameter für die Sauerstoffsättigung [14,15]. Die Aussagekraft des Apgar-Scores kann durch Weglassen des Parameters Hautfarbe verbessert werden, allerdings konnte sich dieser Score nicht durchsetzen [9,16–18].

Damit setzt sich der Apgar-Score heute noch immer aus den fünf ursprünglichen Merkmalen zusammen, die sich nicht zuletzt durch die Verwendung des Akronyms APGAR (Appearance, Pulse, Grimace, Activity, Respiration) gut einprägen lassen [19].

Wer sollte den Score vergeben?

Bei der Vergabe eines Apgar-Scores für Videoaufzeichnungen von Neugeborenen fanden sich keine Unterschiede zwischen Berufsgruppen [20]. In der klinischen Praxis verteilten Hebammen allerdings höhere Scores als Anästhesisten [21]. Bei der Beurteilung von Fallbeschreibungen fanden sich größere Variationen bei neonatologischen Oberärzten als bei Assistenten [22].

Obwohl den Score theoretisch jeder Anwesende vergeben kann, empfahl Apgar, das Neugeborene möglichst durch eine Person zu beurteilen, die nicht direkt an der Geburt beteiligt war [12,21]. Außerdem wurden eine Einweisung und ein Training in der Vergabe des Apgar-Scores vorgeschlagen, um ein einheitliches Vorgehen innerhalb einer Einrichtung zu garantieren [23,24].

Wann sollte der Score vergeben werden?

Apgar untersuchte verschiedene postnatale Zeitpunkte zur Beurteilung, wobei sich herausstellte, dass 1 Minute nach der Geburt des Körpers des Neugeborenen die postnatale Kreislaufdepression am größten ist [21,24]. Damit charakterisiert der **1-Minuten-Wert** diesen Zustand des Neugeborenen am besten und bestimmt das weitere Vorgehen [12].

Der **5-Minuten-Wert** ist bezüglich der neonatalen Mortalität und Langzeitmorbidität aussagekräftiger als der 1-Minuten-Wert [25–28].

Neugeborene, die einen 5-Minuten-Wert unter 8 haben, benötigen eine weitere **Evaluation nach 10, 15 und 20 Minuten**. Sind zu diesen Zeitpunkten die Werte weiterhin niedrig, ist das Risiko einer chronischen neurologischen Schädigung deutlich erhöht [27].

1.2.2 Welche Aussagekraft hat der Apgar-Score?

Verschiedene Autoren argumentieren, dass der Apgar-Score heute keinen Platz mehr in der klinischen Routine hat und „pensioniert werden sollte" [29]. Ursächlich für dieses harte Urteil ist jedoch eher ein Missbrauch des Scores als der Score an sich [30], so dass „eine Pensionierung noch zu früh wäre" [31]. Eine exakte Definition des Einsatzbereiches, aber auch der Grenzen, erlaubt auch heute noch eine sinnvolle Nutzung des Apgar-Scores.

Der folgende Abschnitt diskutiert die Anforderungen, die sich aus den drei wichtigsten Anwendungsgebieten des Apgar-Scores (unterscheidend, evaluierend, voraussagend) ergeben [11].

Unterscheidung zwischen gutem und schlechtem postnatalen Zustand

Der Apgar-Score wurde für eine objektive Zustandsbeurteilung entwickelt, um Neugeborene zu unterscheiden, die einer Reanimation bedürfen bzw. sich ohne weitere Hilfe gut anpassen [21]. Zur Beurteilung der Validität des Apgar-Scores bedarf es eines „Goldstandards". Da für die Erkennung eines interventionsbedürftigen Zustandes des Neugeborenen dieser Goldstandard fehlt, wurden Parameter einer perinatalen Asphyxie als Surrogatparameter herangezogen. So ist eine Azidose im Nabelarterienblut relativ spezifisch ($> 90\,\%$) für einen niedrigen 1-Minuten-Score, hat allerdings eine niedrige Sensitivität ($< 50\,\%$) [11,32]. Dieses Vorgehen ist jedoch problematisch, da der Apgar-Score nicht zur Definition einer perinatalen Asphyxie missbraucht werden darf [30].

Derzeit ist der 1-Minuten-Apgar-Score noch immer der beste objektive Parameter, um Neugeborene zu erkennen, die unmittelbar postnatal einer medizinischen Unterstützung bedürfen [11].

Evaluation der Veränderungen des Neugeborenen über die Zeit

Der Apgar-Score soll auch einen Vergleich der Ergebnisse unterschiedlicher geburtshilflicher bzw. pädiatrischer Interventionen ermöglichen [21]. Während der Score früher insbesondere half, geburtshilfliche Maßnahmen zu optimieren, wird er heute genutzt, um die Effektivität verschiedener postnataler Reanimationsmaßnahmen zu evaluieren [33–35].

Für eine objektive Evaluation postnataler Interventionen mittels Apgar-Score müssen zwei Voraussetzungen erfüllt sein: Zunächst sollte die Vergabe des Scores (für die Therapie) verblindet sein oder zumindest nicht durch den behandelnden Arzt erfolgen. Außerdem muss vorher klar definiert sein, wie die Beurteilung der einzelnen Merkmale des Scores während einer Intervention erfolgt [11].

Voraussage des späteren Outcome

Einige Jahre nach Apgars Originalpublikation wurde überprüft, ob der Score auch Voraussagen bezüglich Mortalität oder Morbidität erlaubt [12,25,26]. Vergleicht man die Ergebnisse verschiedener Studien (Übersicht in Schmidt et al. [11]), sagt der 1-Minuten-Score bei Reifgeborenen die Sterblichkeit relativ gut voraus (Spezifität 93–99 %, Sensitivität 27–56 %, positiver prädiktiver Wert [likelihood ratio = LR] 9,3–44, negativer prädiktiver Wert 0,44–0,75). Ähnliche Ergebnisse finden sich für 5-Minuten-Werte (Übersicht in Bharti und Bharti [10] sowie O'Donnel et al. [20]). Noch besser ist die Aussagekraft von wiederholten schlechten Scores [36]. Neugeborene, deren 10-Minuten-Score noch immer unter 3 liegt, haben eine hohe neonatale Mortalität (ca. 83 %) [37–39].

In späteren Arbeiten wurde die prädiktive Kraft des Apgar-Scores für die Voraussage der unmittelbaren neonatalen oder Langzeitmorbidität untersucht [21,27,40]. Dabei korreliert insbesondere der 5-Minuten-Wert mit neurologischen Problemen im Alter von 1 und 7 Jahren [26,27]. Allerdings beurteilen Kliniker die prognostische Aussagekraft oft falsch und überschätzen die Wahrscheinlichkeit, bei niedrigen Apgar-Werten ein schlechtes neurologisches Outcome zu entwickeln, 10-fach [41].

Zusammenfassend erlaubt der Score – wie bereits Apgar bemerkte – Aussagen zur Wahrscheinlichkeit der neonatalen Sterblichkeit in größeren Gruppen, wobei der prädiktive Wert für das individuelle Kind eher gering ist. Andere Scores, die jedoch nicht so einfach zu erheben bzw. während der ersten Lebensminuten verfügbar sind, sagen die neonatale Mortalität besser voraus [42-44]. Trotz dieser Vorteile konnten sich diese umfangreichen Zustandsbeschreibungen nicht im generellen klinischen Gebrauch durchsetzen.

1.2.3 Ist die Beurteilung mittels Apgar-Score reproduzierbar?

Bereits in den ersten Publikationen fanden sich große Unterschiede im Apgar-Score zwischen verschiedenen Einrichtungen und Ländern [21]. Als Ursache dieser Unterschiede wurde eine unzureichende Reproduzierbarkeit der Bewertung diskutiert. Während Apgar angab, dass die Variation zwischen zwei Untersuchern maximal einen Punkt betrug [45], zeigten sich später größere Variationen [46].

Werden Videoaufzeichnungen von Neugeborenen beurteilt, unterscheidet sich der Apgar-Score deutlich von den Werten des betreuenden Teams und variiert für das gleiche Kind um bis zu 7 Punkte [20]. Eine ähnlich große Variabilität im Apgar-Score findet sich bei der Beurteilung von Fallbeschreibungen [47]. Diese Ergebnisse wurden in einer Untersuchung deutschsprachiger Kliniken bestätigt [22]. Dabei zeigte sich außerdem, dass das unterschiedliche Konzept, das der Beurteilung zugrunde liegt, auch von klinischer Relevanz ist. In Kliniken, deren Mitarbeiter die Fallbeschreibung eher niedrig bewerteten, hatten auch die extrem Frühgeborenen niedrigere Apgar-Scores [22].

Eine objektive Zustandsbeschreibung setzt voraus, dass weder der Untersucher noch die Reife des Kindes die Reproduzierbarkeit der Ergebnisse beeinflusst. Da die Variationen insbesondere auf der unterschiedlichen Beurteilung von beatmeten und frühgeborenen Patienten beruhen, ist eine Spezifizierung der Beurteilungskriterien für eine bessere Reproduzierbarkeit unabdingbar [22,47].

1.2.4 Wie kann der Apgar-Score bei Frühgeborenen angewendet werden?

Der Apgar-Score in seiner jetzigen Form wird nicht nur durch die postnatale Anpassung des Neugeborenen determiniert. Verschiedene andere Faktoren beeinflussen den Score: die Variabilität zwischen den Untersuchern [20,22,31,47], das väterliche [48] und mütterliche Alter [49], das Geschlecht des Neugeborenen [50] oder neurologische Schäden [51]. Einige Elemente des Apgar-Scores, wie Muskeltonus und Reflexerregbarkeit, hängen außerdem stark von der physiologische Reife ab [30,52,53]. Dementsprechend wäre bei Frühgeborenen ein niedriger Score eher ein Zeichen der physiologischen Unreife als ein Ausdruck einer postnatalen Kreislaufdepression.

Wie ist der „physiologische" Score Frühgeborener?
Bereits in der Originalarbeit von Apgar wurden 70 Frühgeborene mit einem Geburtsgewicht unter 2500 g beschrieben. Diese hatten bei regionaler Anästhesie der Mutter einen mittleren 1-Minuten-Score von 9,2 [1]. Frühgeborene mit einem Geburtsgewicht unter 1501 g haben häufiger einen Score von 0 – 3 (40 %) bzw. 4 – 6 (30 %) als Reifgeborene (1 bzw. 2 %) [25]. Der mittlere Apgar-Score extrem unreifer Frühgeborener sinkt mit abnehmendem Gestationsalter (GA). Während der 1-Minuten-Score bei Frühgeborenen mit 27 Wochen 7 war, sank er um 1 Punkt pro Woche bis zu einem mittleren Wert von 4 bei einem GA von 24 Wochen [22].

Wie gut sagt der Apgar-Score die Mortalität Frühgeborener voraus?
Die Voraussagekraft des Apgar-Scores blieb – trotz der Errungenschaften und Fortschritte in der Neonatologie – über die letzten 30 Jahre relativ stabil. Für die Prädiktion der Mortalität Frühgeborener (< 1500 g) liegt die Sensitivität des 1-Minuten-Scores zwischen 73 % und 91 %, die Spezifität zwischen 68 % und 79 %, die positive LR bei 2,3 – 3,4 und die negative LR bei 0,46 – 0,12 [11].

Die neonatale Mortalität bei schlechtem (0–3) bzw. mäßigem (4–6) 5-Minuten-Score betrug bei Frühgeborenen (< 2000 g) 67 % bzw. 32 %, bei Reifgeborenen 27 % bzw. 15 % [25]. Eine retrospektive Untersuchung an 92 extrem unreifen Frühgeborenen ($25^{0/7}$-$26^{6/7}$ SSW) zeigt, dass der 1-, 5- und 10-Minuten-Wert mit dem Überleben ohne schwere Hirnschädigung korrelierten, wobei der 10-Minuten- etwas besser als der 5-Minuten-Wert war [54]. Allerdings war es bei dieser Untersuchung nicht möglich, einen „Cut-off-Punkt" zu definieren, unter welchem keines der Frühgeborenen überlebte.

Wie gut sagt der Apgar-Score die Morbidität Frühgeborener voraus?
Daten zur Prädiktion der Langzeitmorbidität zeigen, dass im Alter von 1 Jahr 19 % der Frühgeborenen (< 2001 g) und 4 % der Reifgeborenen mit schlechtem (0–3) 5-Minuten-Wert auffällig waren (14 % bzw. 4 % mit mäßigem und 9 % bzw. 1 % mit gutem 5-Minuten-Wert) [26]. Allerdings hatten 65 % der Früh- und 90 % der Reifgeborenen mit neurologischen Auffälligkeiten einen guten 5-Minuten-Wert [26].

Zusammenfassend ist der Nutzen des Apgar-Scores in seiner jetzigen Form zur Prädiktion des individuellen Mortalitäts- bzw. Morbiditätsrisikos Frühgeborener eher begrenzt [53,55,56]. Trotzdem bleibt er ein gutes Werkzeug zur Abschätzung des Interventionsbedarfes bei Frühgeborenen [11,53,55].

1.2.5 Wie kann der Apgar-Score unter Reanimation angewendet werden?

Während der 1-Minuten-Score Neugeborene identifiziert, die eine besondere Unterstützung der postnatalen Adaptation benötigen, sollen die Veränderungen der Apgar-Werte im Verlauf die Effektivität der Interventionen widerspiegeln [28,57]. Dafür muss der Apgar-Score jedoch auch während einer Reanimation vergeben werden [21].

Wie soll die Beurteilung der Kinder unter Reanimation erfolgen?

Unter Reanimationsbedingungen werden Neugeborene häufig beatmet. Unter einer ausreichenden Ventilation (eventuell mit Sauerstoffsupplementation) verbessern sich die Merkmale Herzfrequenz und Hautfarbe. Wie dies im Apgar-Score berücksichtigt werden soll, ist bisher noch strittig. Einige Autoren geben diesen Kindern immer 1 Punkt für die Respiration, während andere die Atmung nicht beurteilen bzw. den Score mit einem speziellen Marker versehen [22,31,47].

Eine zweite Unklarheit betrifft die Fortführung der Interventionen während der Zustandsbeurteilung. Es wurde vorgeschlagen, die Reanimation für die Zustandsbeurteilung zu unterbrechen, ohne jedoch auf die praktischen Modalitäten (Dauer etc.) einzugehen [47]. Die Beschreibung des Zustandes *ohne* Interventionen widerspricht jedoch dem Ziel von Apgar, einen einfach zu vergebenden Score zu etablieren, dessen Erhebung die Behandlung der Neugeborenen nicht stört [1]. Als praktikable Alternative bietet sich eine Beschreibung des Zustandes *unabhängig* von den Interventionen an. Bei diesem Vorgehen wird die Reanimation fortgeführt und der Effekt der Interventionen unabhängig von der Art der Maßnahmen beurteilt [22,58]. Wenngleich beide Konzepte eine Berechtigung haben, schließen sie sich gegenseitig aus. Für die klinische Praxis ist ein einheitliches Vorgehen erforderlich, allerdings fehlen entsprechende Empfehlungen der Fachgesellschaften.

Welche Konsequenzen ergeben sich aus dem Apgar-Score unter Reanimation?

Während niedrige Apgar-Werte die Notwendigkeit spezifischer Interventionen indizieren, stellt sich die Frage, ob der Apgar-Score auch erlaubt, die Erfolglosigkeit von Interventionen zu erkennen, um diese zu beenden. Nach den aktuellen ILCOR-Empfehlungen (International Liaison Committee on Resuscitation) kann bei einem Fortbestehen von „0" nach 10 Minuten die Reanimation eventuell abgebrochen werden [59]. Aktuelle Studien zeigen jedoch, dass diese Empfehlungen auf unzureichenden Daten basieren [39]. Zum jetzigen Zeitpunkt – bei fehlender Einigkeit bezüglich der Anwendung des Apgar-Scores unter Reanimation – erscheint dieses Vorgehen sehr fraglich und kann nicht uneingeschränkt empfohlen werden.

Fazit für die klinische Praxis

Der Apgar-Score eignet sich zur Erkennung von Neugeborenen mit postnatalem Interventionsbedarf und zur Evaluation der Effektivität dieser Maßnahmen. Der Score erlaubt Aussagen zur Wahrscheinlichkeit der neonatalen Sterblichkeit in einer Population. Aufgrund der großen interindividuellen Streuung ist die Vorhersagekraft für das einzelne Kind gering. Die Aussagekraft ist bei Frühgeborenen oder zu reanimierenden Neugeborenen eingeschränkt. Die große Variabilität zwischen Untersuchern beruht insbesondere auf einem unterschiedlichen konzeptionellen Verständnis des Scores.

1.3 Aktuelle Möglichkeiten der Zustandsbeschreibung Neugeborener

Die oben skizzierten Beschränkungen des Apgar-Scores machen Alternativen für die postnatale Zustandsbeschreibung Neugeborener notwendig, welche einige wichtige Qualitätskriterien erfüllen müssen. Zunächst sollten sie objektiv zu erheben und reproduzierbar sein, ohne dass dadurch notwendige Interventionen beeinflusst werden. Außerdem sollten sie eine Abschätzung der Mortalität und Morbidität Neugeborener ermöglichen, auch wenn diese zu früh geboren sind bzw. postnataler Unterstützung bedürfen. Im folgenden Abschnitt werden verschiedene Vorschläge unter diesem Aspekt diskutiert. Dabei wird das Verständnis des Apgar-Scores sowie möglicher Modifikationen vertieft.

1.3.1 Empfehlungen der American Academy of Pediatrics [60]

Die American Academy of Pediatrics (AAP) hat gemeinsam mit dem American College of Obstetricians and Gynecologists die schlechte Aussagekraft des Apgar-Scores bei zu reanimierenden Neugeborenen erkannt und die Notwendigkeit einer übereinstimmenden Apgar-Beurteilung auch bei diesen Patienten betont. Als Alternative wurde eine Erweiterung des Apgar-Scores vorgeschlagen. In dieser Tabelle werden verschiedene Interventionen (Sauerstoffgabe, Beatmung bzw. Atemunterstützung, Intubation, Herzdruckmassage oder Adrenalingabe) zu den gleichen Zeitpunkten wie der Apgar-Score erfasst (Tabelle 1).

Tabelle 1 Modifizierte Ergänzung zum Apgar-Score für Neugeborene mit Interventionsbedarf (AAP-Ergänzungen; [60])

	1 Minute	5 Minuten	10 Minuten
CPAP* (ja/nein)			
Sauerstoffsupplementation (ja/nein)			
Maskenbeatmung (ja/nein)			
Intubation und Beatmung (ja/nein)			
Surfactantgabe (ja/nein)			
Herzdruckmassage (ja/nein)			
Adrenalingabe (ja/nein)			

* Continuous Positive Airway Pressure

Limitationen der AAP-Ergänzungen

Obwohl die AAP-Ergänzungen die Beschreibung des postnatalen Zustandes Neugeborener verbessern, ist die Aussagekraft unter verschiedenen Gesichtspunkten noch immer limitiert.

Die Anwendung der aufgeführten Interventionen soll zu den vorgegebenen Zeiten mit „ja" oder „nein" notiert werden. Kommt eine Intervention zwischen den Zeitpunkten zum Einsatz, wird diese nicht erfasst. Wird die binäre Antwortmöglichkeit in numerische Größen umgeschrieben, lässt sich zwar ein Score berechnen, allerdings hätten die einzelnen Interventionen eine gleiche Gewichtung.

Ein weiteres Problem der AAP-Ergänzungen liegt darin, dass die Vorschläge nicht das konzeptionelle Problem bei der Vergabe des Scores beseitigen. Die Frage, ob der Score ohne oder unabhängig von durchgeführten Interventionen erhoben werden soll, wird nicht beantwortet (und auch nicht gestellt).

Prädiktive Aussagekraft der AAP-Ergänzung

Der Vorschlag der AAP ist zwar konzeptionell interessant, basiert aber bei fehlenden Daten zur prädiktiven Aussagekraft auf dem niedrigsten Evidenzlevel, der Expertenmeinung. In einer prospektiven klinischen Studie (TEST-APGAR) wurde die prädiktive Aussagekraft des Scores für die neonatale Mortalität an Frühgeborenen untersucht.

1.3.2 Eine spezifizierte Version des Apgar-Scores [58]

Wie oben aufgezeigt, sind zwei unterschiedliche Konzepte bei der Beurteilung des Zustandes Neugeborener mit Interventionsbedarf denkbar. Während die Probleme mit einer Zustandsbeurteilung *ohne* Intervention auf der Hand liegen, könnte eine Beurteilung *unabhängig* von den Interventionen die prognostische Aussagekraft deutlich verbessern. Daher wurde ein spezifizierter Apgar-Score vorgeschlagen, in dem die einzelnen Merkmale unabhängig von der Intervention beurteilt werden (Tabelle 2).

Vorteile des spezifizierten Apgar-Scores

Der spezifizierte Apgar-Score ersetzt nicht den klassischen Score, sondern spezifiziert die einzelnen Merkmale und ermöglicht so

Tabelle 2 Spezifizierter Apgar-Score [58]

		1 Minute	5 Minuten	10 Minuten
Thoraxbe-wegung*	2 = regelrecht 1 = beeinträchtigt 0 = fehlend			
Herzfre-quenz*	2 = > 100/min 1 = < 100/min 0 = fehlend			
Hautfarbe*	2 = komplett rosig 1 = Akrozyanose 0 = komplett Zya-nose bzw. blass			
Muskel-tonus**	2 = gut, regelrecht 1 = reduziert 0 = komplett fehlend			
Reflexe**	2 = gut, regelrecht 1 = reduziert 0 = komplett fehlend			
	Summe			

* unabhängig von den Interventionen
** bezogen auf das Gestationsalter

einen Vergleich des Zustandes aller Neugeborener, unabhängig von Gestationsalter bzw. postnatalen Interventionen. Er kann ohne Probleme in die klinische Praxis eingeführt werden und reduziert die Variationen, die auf unterschiedlichen Konzepten beruhen.

Prädiktive Aussagekraft des spezifizierten Apgar-Scores
Um dem spezifizierten Apgar-Score eine solide Datengrundlage zu geben, wurde die multizentrische, internationale, prospektive

TEST-APGAR-Studie durchgeführt. In 20 Zentren in 13 Ländern wurden mehr als 2000 Frühgeborene (< 1501 g) rekrutiert. Gemäß einer ersten Auswertung der Daten sagt der spezifizierte Apgar-Score (verglichen mit dem konventionellen Score) die neonatale Mortalität besser voraus.

1.3.3 Apgar-Score – Verständnis als System voneinander abhängiger Variablen [61]

Neben der Erkennung von interventionsbedürftigen Neugeborenen und der Prädiktion von Mortalität oder Morbidität soll der Apgar-Score die Interventionen steuern. Allerdings wurde die didaktische Bedeutung, die dem Apgar-Score im Rahmen der Erstversorgung Neugeborener zukommt, lange Zeit unterschätzt. Versteht man den Apgar-Score nämlich nicht als Tabelle von Merkmalen, die zu bestimmten Zeiten zu erfassen sind, sondern als System voneinander abhängiger Merkmale (Abb. 1), die sich ständig ändern, ergeben sich daraus die notwendigen Interventionen. Dazu ist es allerdings erforderlich, sich die gegenseitige Abhängigkeit der einzelnen Variablen bewusst zu machen.

Im Mittelpunkt der postnatalen Anpassung – und damit auch des Apgar-Scores – steht die Atmung. Eine unzureichende Respiration führt zu einer insuffizienten Oxygenierung, welche sich in einer Zyanose manifestiert. Die fehlende Gewebsoxygenierung führt zu einer verschlechterten myokardialen Versorgung, die sich in einer Reduktion der Herzfrequenz niederschlägt. Die schlechte Oxygenierung und das reduzierte Herzminutenvolumen resultieren in einer Reduktion des Muskeltonus und im weiteren Verlauf letztlich auch in einem Versiegen der Reflexe.

Damit lassen bestimmte Kombinationen an Merkmalen differentialdiagnostische Schlüsse zu. So hat eine reduzierte Muskelaktivität bei ausreichender Herzfrequenz und Atmung wahrscheinlich keine perinatale Ursache [51]. Ein fehlender Anstieg der Herzfrequenz bei mechanischer Beatmung sollte Anlass sein, deren Effektivität zu überprüfen.

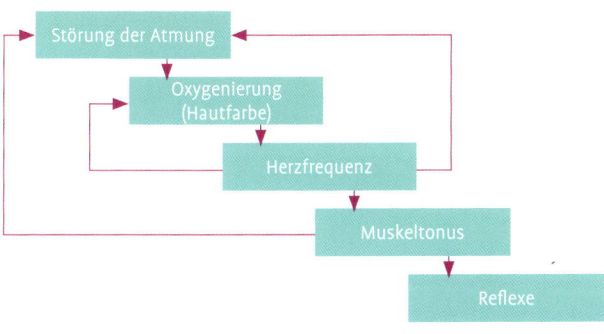

Abb. 1 Der Apgar-Score als System voneinander abhängiger
Variablen [61].

Ausgehend von dieser Abhängigkeit der einzelnen Aspekte des
Apgar-Scores, werden in den folgenden Kapiteln zunächst die Respiration und anschließend die Oyxgenierung im Detail besprochen. Da die meisten Probleme der postnatalen Adaptation mit
ausreichender Atmung und Oxygenierung beseitigt sein sollten,
werden weitere Aspekte der Erstversorgung zum Abschluss nur
kursorisch diskutiert.

Fazit für die klinische Praxis

Für eine aussagekräftige Zustandsbeschreibung des Neugeborenen
ist eine spezifizierte Version des Apgar-Scores notwendig, die das
Neugeborene unabhängig von den Interventionen beurteilt. Die
durchgeführten Maßnahmen sind zusätzlich mittels AAP-Ergänzung zu erfassen. Aus didaktischen Gründen ist der Apgar-Score
als System voneinander abhängiger Variablen zu begreifen, aus
welchen sich die nötigen postnatalen Interventionen ergeben.

1.4 Zusammenfassung und Empfehlungen für die klinische Praxis

Bereits frühzeitig versuchten Ärzte den Zustand des Neugeborenen zu beschreiben und unter prognostischen und therapeutischen Aspekten zu klassifizieren. Allerdings etablierte erst Virginia Apgar mit dem nach ihr benannten Score ein einfaches und objektives Schema zur Beurteilung des postnatalen Zustandes Neugeborener 1 und 5 Minuten nach der Geburt. Der Apgar-Score wird heute genutzt, um interventionsbedürftige Neugeborene zu erkennen, eine gewisse Voraussage bezüglich Mortalität und Morbidität zu machen und letztlich den Erfolg medizinischer Interventionen zu beurteilen.

Limitiert ist die prognostische Aussagekraft des Apgar-Scores bei Frühgeborenen und zu reanimierenden Neugeborenen. Ein weiteres Problem ergibt sich aus der schlechten Reproduzierbarkeit. Diese beruht vor allem auf Unterschieden im konzeptionellen Verständnis. Der spezifizierte Apgar-Score beurteilt den Zustand *unabhängig* von medizinischen Interventionen und reduziert so die Variabilität.

Die Zustandsbeschreibung des Neugeborenen sollte ergänzt werden durch eine Erfassung der erfolgten Interventionen, entsprechend dem Vorschlag der American Academy of Pediatrics.

Letztlich ist der Apgar-Score in der klinischen Praxis eher als ein System voneinander abhängiger Variablen zu begreifen. Mit diesem Verständnis stellt der Score ein didaktisches Hilfsmittel dar, das den postnatalen Unterstützungsbedarf des Neugeborenen dirigiert.

2 Respiration

Die Versorgung der Gewebe mit Sauerstoff ist eine Grundvoraussetzung des Lebens. Während die Oxygenierung pränatal durch den plazentaren Gasaustausch gesichert wird, ist postnatal eine ausreichende pulmonale Ventilation unabdingbar. Ohne den erfolgreichen Übergang vom plazentaren zum pulmonalen Gasaustausch gelingt die postnatale Anpassung nicht. Dementsprechend steht die Respiration im Mittelpunkt der Interventionen im Kreißsaal. Eine adäquate Unterstützung der postnatalen Respiration setzt voraus, dass die Physiologie der Lungenentwicklung und postnatalen Adaptation und damit mögliche Ursachen einer Störung bekannt sind. Im folgenden Kapitel werden zunächst wichtige Aspekte der ungestörten prä- und perinatalen pulmonalen Entwicklung zusammengefasst. Anschließend werden pathophysiologische Grundlagen der Störung der postnatalen Adaptation besprochen, um zum Schluss Ergebnisse klinischer Studien zur adäquaten Unterstützung der Respiration zu diskutieren.

2.1 Prä- und perinatale pulmonale Entwicklung

Der ungestörte pulmonale Gasaustausch hat verschiedene morphologische und funktionelle Voraussetzungen. Die einzelnen Komponenten interagieren dabei nicht nur während der fetalen Lungenentwicklung, sondern auch bei der postnatalen Adaptation. Von besonderer Bedeutung für die postnatale Adaptation sind neben den morphologisch-strukturellen Voraussetzungen das pulmonale Surfactantsystem, die fetale Lungenflüssigkeit und die Atemmechanik.

2.1.1 Die Lungenentwicklung
Die Lungenentwicklung gliedert sich in sechs Abschnitte (Übersicht in Ratter und Post [62]). Nach der embryonalen

(ca. 4.–7. SSW) und pseudoglandulären (ca. 5.–17. SSW) Phase komplettieren sich in der kanalikulären Phase (ca. 16.–26. SSW) die zuführenden Luftwege, die Epithelzellen differenzieren sich und im Bereich der pulmonalen Acini verdichtet sich das Kapillarbett. Damit sind am Ende dieser Phase die morphologischen Voraussetzungen für den pulmonalen Gasaustausch gegeben.

Im anschließenden sakkulären Stadium (ca. 24.–38. SSW) nimmt die Gasaustauschfläche zu. Die Regulierung der dafür erforderlichen Differenzierungs- und Wachstumsprozesse ist auf die intrauterine Situation mit niedrigen Sauerstoffkonzentrationen abgestimmt.

Die abschließenden Abschnitte der Alveolarisation (ca. 36. SSW bis 2. Lebensjahr) und der mikrovaskulären Reifung (Geburt bis 3. Lebensjahr) erfolgen extrauterin. Es kommt zur Ausbildung der Alveolen, zu einer weiteren Verdünnung der Alveolarsepten und einem Umbau der pulmonalen Gefäße.

Für die morphologische Reifung der Lunge sind nicht nur Zytokine und Wachstumsfaktoren, sondern auch physikalische Kräfte unabdingbar. Durch fetale Atembewegungen, peristaltische Atemwegskontraktionen und die Lungenflüssigkeit liegt der intratracheale Druck 2 cm H_2O über dem Druck in der Amnionflüssigkeit. Dieser erhöhte intrapulmonale Druck ist ein erheblicher Stimulus für das fetale Lungenwachstum [63].

2.1.2 Das pulmonale Surfactantsystem

Surfactant ist eine Mischung aus Phospholipiden und Proteinen, die an der Luft-Wasser Grenzschicht der Alveole die Oberflächenspannung reduzieren (Übersicht in Rüdiger et al. [64]). Gebildet wird Surfactant in den kuboiden Alveolartyp-II-(ATII-)Zellen, den Vorläuferzellen der dünnen, die Alveole auskleidenden ATI-Zellen. Zum Ende der kanalikulären Entwicklungsphase kommt es zur zellulären Differenzierung und zur Produktion von Surfactant.

Metabolismus des Surfactants

Die alveoläre Surfactantkonzentration wird durch De-novo-Synthese und Wiederaufnahme aus dem alveolären Kompartiment mit anschließendem Recycling bestimmt. Von der Synthese bis zur Sekretion vergehen bei Frühgeborenen ca. 2 Tage, eine ähnliche Zeitspanne benötigt der Surfactantkatabolismus, so dass unter physiologischen Bedingungen die alveoläre Surfactanthomöostase gewahrt bleibt.

Biophysikalische Wirkung des Surfactants

Für die Senkung der alveolären Oberflächenspannung muss Surfactant in ausreichender Menge und funktionaler Qualität vorhanden sein und Inhibitoren sollten fehlen. Störungen, z.B. durch Inhibitoren, können durch das Wirkungsprodukt aus Quantität und Qualität kompensiert werden und manifestieren sich daher nicht immer.

Wird exogenes Surfactant appliziert, entfaltet es die folgenden drei Wirkungen: Die akute Reduktion der Oberflächenspannung führt zu einer Verbesserung der pulmonalen Compliance. Innerhalb der nächsten Stunden wird das exogene Surfactant in der Lunge metabolisiert, was zu einer weiteren Verbesserung der biophysikalischen Eigenschaften führt. Letztlich ist exogenes Surfactant Substrat der Surfactantsynthese und steigert so den endogenen Surfactantpool erheblich.

2.1.3 Lungenflüssigkeit

Fetale Flüssigkeitssekretion

Seit mehr als 100 Jahren ist bekannt, dass die fetale Lunge mit Flüssigkeit gefüllt ist, wobei der Ursprung dieser Flüssigkeit lange unbekannt blieb. Tierexperimentelle Studien zeigen, dass in der fetalen Lunge das respiratorische Epithel als Ergebnis einer Chloridsekretion Flüssigkeit in die Atemwege sezerniert. Die tägliche Produktion steigt von ca. 50 ml/kg Körpergewicht (KG) zur Mitte der Schwangerschaft auf Werte um 130 ml/kg KG zum

Geburtstermin. Damit erhöht sich das Flüssigkeitsvolumen in den fetalen Atemwegen von ca. 4–6 ml/kg KG auf 30–60 ml/kg KG zum Ende der Schwangerschaft [63].

Flüssigkeitsresorption in das Interstitium

Zum Ende der Schwangerschaft und insbesondere unter der Geburt sinkt die Chlorid- und damit Wassersekretion und Flüssigkeit wird aus dem Alveolarlumen resorbiert. Der treibende Mechanismus ist ein Natrium-(Na-)Gradient, der durch zwei Mechanismen generiert wird (Übersicht in Jain und Eaton [65]). Na-Ionen werden aus dem Alveolarlumen durch Amilorid-sensitive epitheliale Natriumkanäle (ENaC) in die Zelle und anschließend unter Kontrolle einer Na/K-ATPase über die basolaterale Membran in das Interstitium transportiert. Wasser folgt diesem Na-Gradienten, wobei es zum größten Teil durch Aquaporine transportiert wird [66]. Besonders ATI-Zellen, die sich erst in der kanalikulären und sakkulären Phase aus ATII-Zellen differenzieren, unterstützen durch ihre hohe Wasserpermeabilität die Resorption.

Die Wasserresorption unterliegt verschiedenen Regulationsmechanismen. Eine wichtige Rolle spielen die ENaC, deren Aktivität u. a. durch Steroide, Katecholamine, Sauerstoff und exogene Glukokortikoide reguliert wird [65]. Allerdings ist die Ursache der perinatalen Steigerung der ENaC-Aktivität noch nicht zufrieden stellend geklärt [67]. Die Aktivität der Na/K-ATPase steigt zunächst unter der Geburt 4-fach, im weiteren postnatalen Verlauf erhöht sich dann die Anzahl der Na-Pumpen pro Zelle [68].

Unmittelbar vor bzw. unter der Geburt kommt es zu einem relativ schnellen Transport des Wassers aus dem Atemwegslumen in das Interstitium. Mit der Reduktion der intraluminalen Flüssigkeitsmenge nimmt auch die Größe der zukünftigen Atemwege ab. Zum Zeitpunkt der Geburt sind nur noch ca. 5-10 ml/kg KG Flüssigkeit intraluminal, die dann postnatal entfernt werden müssen, wobei das früher angenommene „Ausquetschen" des Thorax keine Rolle spielt [63]. Die postnatale Resorption der Flüssigkeit in das Interstitium wird überwiegend durch den Druckgradienten zwischen Interstitium und Alveole bestimmt, so dass der durch die Inspiration von Luft hervorgerufene hydrostatische Druck entscheidend ist [69].

Entfernung der Flüssigkeit aus dem Interstitium

Die Retention der Flüssigkeit im Interstitium erhöht den Gewebsdruck (6 cm H_2O), der damit deutlich über den später physiologischen Werten liegt (-10 cm H_2O) [70,71]. Ein Rückfluss der Flüssigkeit in die Alveolen während der Exspiration (mit niedrigem hydrostatischem Alveolardruck) wird durch die niedrige Oberflächenspannung des Surfactants (siehe 2.1.2) und die exspiratorische Pause verhindert (siehe 2.1.4).

Während die Flüssigkeitsresorption in das Interstitium sehr schnell abläuft, dauert der Abtransport der interstitiellen Flüssigkeit über die pulmonale Perfusion bzw. über das Lymphsystem deutlich länger. Damit bleibt der gesamte Wassergehalt der Lunge während der ersten Lebensstunden relativ konstant [72,73].

2.1.4 Atemmechanik

Intrauterine Atembewegungen

Bereits intrauterin lassen sich Atembewegungen des Feten nachweisen. Verglichen mit postnatalen Werten ist das intrauterine Atemzugvolumen niedriger, die Flüssigkeits-FRC (funktionelle Residualkapazität) jedoch deutlich höher [63,74].

Die ersten postnatalen Atemzüge

Die ersten Atemzüge unterscheiden sich deutlich vom späteren Atemmuster, da zunächst die Atemwege mit Luft gefüllt werden müssen und eine ausreichende Residualkapazität aufgebaut werden muss [75]. Die Inspiration ist mit ca. 0,3 Sekunden relativ kurz [76, 77]. Das Tidalvolumen der ersten Atemzüge ist deutlich erhöht, fällt aber während der ersten Lebensminuten [69]. Bei reifen Neugeborenen werden inspiratorische Spitzenflüsse von 6–9 l/min und Tidalvolumina zwischen 5 und 7 ml/kg KG erreicht [76].

Charakteristisch für die Ausatmung ist eine exspiratorische Pause, wobei die Exspirationszeit 0,4–1,3 Sekunden beträgt [76,77]. Systematische Untersuchungen der Atemzüge Neugeborener in den ersten 90 Lebenssekunden zeigen, dass nur 11% (3–18%) der Atemzüge ohne exspiratorische Pause sind [76]. Ursächlich für die verzögerte Ausatmung sind einerseits eine postinspiratorische Aktivität des Zwerchfells, welche die passive Rückstellbewegung des Thorax verhindert, und andererseits der komplette oder teilweise Verschluss des Larynx. Die klinische Manifestation der exspiratorischen Pause variiert zwischen einer totalen Unterbrechung, einer verlangsamten Exspiration sowie einem Schreien und Knorksen, wobei Knorksen das prominenteste Symptom einer respiratorischen Adaptationsstörung ist [77].

Etablierung einer funktionellen Residualkapazität

Im Mittelpunkt der postnatalen respiratorischen Anpassung stehen die Elimination der alveolären Flüssigkeit und die Etablierung einer Gas-FRC. Welche Rolle die ersten Atemzüge dabei spielen, zeigen Untersuchungen an neugeborenen Kaninchen [69]. Zunächst ist das inspirierte Volumen deutlich höher als der exspirierte Anteil. Diese Differenz, aus welcher der FRC-Anstieg resultiert, nimmt im weiteren Verlauf ab, persistiert aber für die ersten 100 Atemzüge.

Während der ersten Atemzüge treten kaum exspiratorische Pausen auf. Deren Häufigkeit nimmt erst zu, wenn ca. 80% der FRC erreicht sind. Bei Kaninchen variiert die Zeit bis zum Aufbau der FRC zwischen wenigen Sekunden und 10 Minuten [69], reife Neugeborene benötigen ca. 2 und Frühgeborene ca. 6 Stunden [74]. Dabei scheint die Geschwindigkeit der Flüssigkeitselimination überwiegend durch den hydrostatischen Druck in den Alveolen und nicht durch energieabhängige Prozesse bestimmt zu sein.

Fazit für die klinische Praxis

Die morphologischen Voraussetzungen für einen suffizienten Gasaustausch sind mit ca. 24 SSW erreicht. Im Mittelpunkt der postnatalen Anpassung stehen die Elimination der alveolären Flüssigkeit und der Aufbau einer FRC. Während der ersten Atemzüge ist weniger die Luftmenge wichtig, die in die Lunge gelangt (Tidalvolumen), sondern jene Luft, die in der Lunge bleibt (FRC). Ein Persistieren der exspiratorischen Pausen (Knorksen) ist ein Zeichen für eine Störung der Flüssigkeitsresorption bzw. des Surfactantsystems.

2.2 Störungen der respiratorischen Adaptation

Der Übergang von der plazentaren zur pulmonalen Oxygenierung muss sehr schnell erfolgen und wird durch verschiedene Faktoren beeinflusst. Dabei interagieren die zuvor besprochenen Komponenten der physiologischen Respiration miteinander. Störungen *eines* Systems können zur Beeinträchtigung anderer Systeme führen und manifestieren sich im klinischen Bild eines Atemnotsyndroms (ANS). Im folgenden Abschnitt werden mögliche Störungen der physiologischen Abläufe dargestellt, aus welchen sich therapeutische Konsequenzen ergeben.

2.2.1 Die Lungenentwicklung

Erst zum Ende der kanalikulären Phase, d. h. ab ca. 24 SSW, ist durch den Grad der Kapillarisierung die morphologische Voraussetzung für den pulmonalen Gasaustausch geschaffen. Vorher wird selbst bei ausreichender Ventilation keine adäquate Oxygenierung erzielt. Damit bildet dieses Stadium der Lungenentwicklung auch in Zukunft – wenn keine extrapulmonale Oxygenierung erwogen wird – die physiologische Grenze der Überlebensfähigkeit.

Für die postnatale Adaptation sind Störungen der morphologischen Lungenentwicklung im Rahmen kongenitaler Fehlbildungen (alveolokapilläre Dysplasie, bronchopulmonale Malformationen etc.) bedeutsam. Außerdem spielen Lungenhypoplasien, wie sie bei unzureichendem intrapulmonalen Druck (Zwerchfellhernie, Anhydramnion) auftreten, eine Rolle, auf eine detaillierte Beschreibung wird hier jedoch verzichtet.

Die physiologische Lungenentwicklung ist bei extrem unreifen Frühgeborenen, die ihre sakkuläre Lungenentwicklung extrauterin durchlaufen, gestört. Die höhere extrauterine Sauerstoffkonzentration beeinflusst die Expression der für die pulmonale Differenzierung notwendigen Wachstumsfaktoren und führt zu einem Arrest der physiologischen Lungenentwicklung [78], was sich klinisch als Bronchopulmonale Dysplasie (BPD) manifestiert [79].

2.2.2 Das pulmonale Surfactantsystem

Obwohl Surfactant bereits am Ende des kanalikulären Entwicklungsstadiums gebildet wird, finden sich in der normalen fetalen Lunge erst ab ca. 35 SSW ausreichende Surfactantmengen. Um zu verstehen, warum nicht alle Frühgeborenen mit respiratorischen Problemen auffallen, ist das komplexe Wechselspiel von Surfactantquantität, -qualität und -inhibition zu beachten, das im folgenden Abschnitt besprochen wird.

Quantität des Surfactants

Entsprechend dem Ergebnis tierexperimenteller und klinischer Studien sind für eine ausreichende pulmonale Funktion alveoläre Surfactantkonzentrationen von mindestens 4 mg/kg KG notwendig. Obwohl die Surfactantmenge in der fetalen Lungenflüssigkeit oft nicht ausreicht, können extrem unreife Frühgeborene durch Entleerung intrazellulärer Surfactantspeicher unter der Geburt einen ausreichenden alveolären Surfactantpool bereitstellen.

Das therapeutisch oder prophylaktisch applizierte exogene Surfactant (100 bis zu 200 mg/kg KG!) sollte auch bei einmaliger

Gabe ausreichen, einen adäquaten Surfactantpool zu etablieren und – durch Recycling in ATII-Zellen und anschließende Sekretion – für lange Zeit aufrechtzuerhalten.

Qualität des Surfactants

Neben der absoluten Menge ist die von der Lungenreifung abhängige Zusammensetzung des Surfactants von Bedeutung [64, 80,81]. Bereits das Fehlen einzelner Minorkomponenten, wie z.B. der Plasmalogene, die lediglich ca. 3 % der Phospholipide des Surfactants ausmachen, führt zu einer signifikanten Verschlechterung der Viskosität und Oberflächenspannung [82]. Gleichzeitig scheinen diese Minorkomponenten eine protektive Funktion zu haben, denn Frühgeborene mit niedrigen Plasmalogenkonzentrationen im Trachealsekret entwickeln häufiger eine BPD [83].

Da die Funktion nur bei sehr niedriger Surfactantkonzentration durch die Zusammensetzung des Surfactant beeinträchtigt wird, sind Unterschiede in der Wirkung und Zusammensetzung, welche sich in vitro nachweisen lassen, in der klinischen Praxis oft nicht nachvollziehbar [84,85].

Inaktivierung von Surfactant

Die biophysikalische Aktivität des Surfactants wird durch verschiedene Bestandteile des Plasmas, wie z.B. Proteine oder Bilirubin, inhibiert. Außerdem führen Enzyme, wie Proteasen und Lipasen, zu einer Surfactantdegradation; Sauerstoffradikale und Inflammation schädigen die ATII-Zellen und damit den Surfactantmetabolismus. Im Ergebnis dieser Inaktivierung kommt es zu einer Erhöhung der intraalveolären Oberflächenspannung, was sich klinisch im Bild eines ANS manifestiert.

Ursächlich für den alveolären Influx von Inhibitoren ist eine Erhöhung der Permeabilität des Alveolarepithels. Neben inflammatorischen Prozessen (z.B. konnatale Pneumonie) wird diese Schädigung insbesondere durch mechanische Kräfte im Rahmen eines Volu- oder Atelektotraumas ausgelöst, wobei schon einige wenige Atemzüge unmittelbar postnatal dafür ausreichen [86,87].

Klinische Konsequenzen

Störungen der einzelnen Bereiche kompensieren sich oft gegenseitig, so dass es oft schwer nachvollziehbar ist, welche Störung für das ANS ursächlich ist. Sowohl reife Neugeborene als auch Frühgeborene können unmittelbar postnatal mit einem ANS auffallen, während extrem unreife Frühgeborene unter Umständen zunächst eine ausreichende Oxygenierung haben und erst im weiteren Verlauf ein ANS entwickeln. Obwohl verschiedene Möglichkeiten der Surfactantanalyse verfügbar sind, haben sie sich nicht in der klinischen Routine für diagnostische Zwecke etabliert [88]. Bei einer Halbwertszeit der Surfactantwiederaufnahme von 1–2 Tagen wird, nach zunächst guter Oxygenierung, ein plötzlich auftretendes ANS nicht durch einen plötzlichen Mangel an Surfactant erklärt. Viel wahrscheinlicher ist die Funktionsfähigkeit des zunächst (gerade noch) ausreichenden bzw. nicht optimal zusammengesetzten Surfactants durch (beatmungs- oder inflammationsbedingte) intraalveoläre Inhibitoren gestört [88,89].

2.2.3 Störungen der Flüssigkeitsresorption

Für den Beginn der Respiration muss die fetale Flüssigkeitssekretion beendet und die Flüssigkeit aus den Atemwegen resorbiert werden. Neben dem Gestationsalter beeinflusst der Geburtsvorgang die Flüssigkeitsresorption.

Einfluss des Geburtsmodus

Während einer vaginalen Geburt sind die intrapulmonalen Drücke deutlich höher als bei einer Sectio caesarea (ca. 150 vs. 80 cm H_2O), wobei sich keine Unterschiede zwischen primärer und sekundärer Sectio finden [90,91]. Unmittelbar postnatal finden sich jedoch deutliche Unterschiede zwischen den inspiratorischen Tidalvolumina. Nach einer sekundären Sectio caesarea (d. h. nach vorherigem Geburtsstress) sind diese ähnlich hoch wie nach einer vaginalen Geburt; nach einer primären Sectio hingegen (d. h. ohne vorherigen Geburtsstress) deutlich niedriger [91]. Dementsprechend ist auch die FRC nach primärer Sectio deutlich niedriger als in den anderen beiden Gruppen. Da sich weder die in- noch exspiratorischen Drücke in den drei Gruppen unterscheiden, lassen sich diese Unterschiede nur durch unterschiedliche pulmonale Flüssigkeitsmengen erklären. Bei einer primären Sectio caesarea wird wegen des fehlenden Geburtsstresses deutlich weniger alveoläre Flüssigkeit resorbiert als bei vaginaler Geburt bzw. sekundärer Sectio. Damit wird die perinatale Flüssigkeitsresorption durch den Geburtstress und nicht den Geburtsmodus bestimmt.

Flüssigkeitsresorption aus der Alveole

Neugeborene mit Atemstörungen weisen häufig eine reduzierte ENaC-Aktivität auf [92]. In Lungen von Kaninchen mit Atemstörungen ist die Aktivität der Na/K-ATPase auf fetalem Niveau, der postnatale Anstieg der Enzymaktivität fehlt. Verschiedene Ursachen für diese Veränderungen wurden diskutiert, ohne dass sich bisher therapeutische Konsequenzen für die klinische Praxis ergeben.

Flüssigkeitsresorption aus dem Interstitium

Die Flüssigkeitsdrainage aus dem Interstitium wird durch verschiedene Prozesse reguliert. Die postnatale Zunahme der pulmonalen Zirkulation ist für die Flüssigkeitsresorption von großer Bedeutung. Dementsprechend ist die Resorption bei Patienten mit persistierender pulmonaler Zirkulation häufig beeinträchtigt. Ungefähr 20 % der interstitiellen Flüssigkeit werden via Lymphsystem drainiert. Der unter spontaner Inspiration reduzierte Venendruck verbessert die Lymphdrainage. Die Erhöhung des intrathorakalen Druckes wirkt sich unter konventioneller Beatmung negativ aus [71].

Klinische Relevanz

Neugeborene mit gestörter Flüssigkeitsresorption manifestieren sich häufig mit dem klinischen Bild einer Transienten Tachypnoe des Neugeborenen (TTN) (syn.: Feuchte Lunge, Persistierendes postnatales Lungenödem) [68,93]. Charakteristisch für diese Erkrankung ist eine suffiziente Surfactantmenge mit guter Oberflächenaktivität [89,94]. Die Inzidenz dieser Anpassungsstörung steigt – auch bei Termingeborenen – mit abnehmendem Gestationsalter bzw. bei primärer Sectio caesarea [65,95–98]. Der Lungenultraschall ist ein gutes diagnostisches Hilfsmittel zur Abschätzung des pulmonalen Wassergehaltes [72,73].

Bei Frühgeborenen ist die Flüssigkeitsresorption wegen einer größeren Flüssigkeitsmenge in den Atemwegen und einer geringeren Enzymaktivität verzögert [71,92]. Folgende weitere Faktoren vermehren die alveoläre Flüssigkeit und verstärken damit die Problematik: niedrige Surfactantkonzentrationen, Vorliegen einer Inflammation, vermehrter Blutfluss über einen offenen Ductus arteriosus, hohe Sauerstoffkonzentrationen in der Inspirationsluft, mechanische Beatmung mit hohen Volumina sowie exzessive Zufuhr an Flüssigkeit oder Natrium während der ersten Lebenstage.

2.2.4 Atemmechanik

Störungen im Surfactantsystem und in der Flüssigkeitsresorption beeinträchtigen die Atemmechanik und sind die häufigsten Ursachen für eine gestörte postnatale Anpassung.

Ursachen einer Störung der pulmonalen Ventilation

Fast alle Neugeborenen präsentieren sich postnatal mit Atemanstrengungen und nur in den wenigsten Fällen fehlt sofort der Atemantrieb. Bei einer perinatalen Asphyxie ist der Atemantrieb beeinträchtigt, wobei die Unterscheidung zwischen primärer und sekundärer Apnoe therapeutisch relevant ist (Übersicht in Rüdiger [99]). Eine viel häufigere Ursache für den fehlenden Atemantrieb ist iatrogen. Sowohl die prä- (über die Mutter) als auch postnatale Sauerstoffsupplementation verzögern das Einsetzen der Spontanatmung [100,101].

Folgen der mechanischen Beatmung

In der klinischen Praxis wird – insbesondere bei Frühgeborenen – die postnatale Spontanatmung oft durch eine mechanische Beatmung ersetzt. Unmittelbar postnatal reichen jedoch wenige Beatmungszüge mit hohem Tidalvolumen (TV) aus, um die Wirkung des anschließend verabreichten Surfactants aufzuheben und die Lungenstruktur massiv zu schädigen [86,87]. Wird das hohe TV etwas später bzw. nach Surfactantgabe appliziert, ist die Schädigung deutlich geringer [102].

Untersuchungen der ersten postnatalen Atemzüge neugeborener Kaninchen zeigen unter Spontanatmung ein hohes, unter Beatmung jedoch nur ein sehr geringes inspiratorisches TV [103-105]. Unter mechanischer Beatmung geht, obwohl das TV im Verlauf ansteigt, in der Exspiration die meiste Luft wieder verloren, so dass keine ausreichende FRC aufgebaut wird. Ursächlich dafür sind ein – für den Flüssigkeitstransfer ins Interstitium – unzureichender hydrostatischer Druck in der Inspiration, und ein – zur Vermeidung des Flüssigkeitstransfers aus dem Interstitium – zu niedriger endexspiratorischer Druck.

Für eine optimale Flüssigkeitsresorption unter mechanischer Beatmung ist eine Erhöhung des intraalveolären hydrostatischen Druckes notwendig, was bei gleichem Inspirationsdruck durch eine Verlängerung der Inspirationszeit („Blähmanöver") erreicht wird [104]. Obwohl das TV nach dem Blähen adäquat ist, bleibt die FRC niedrig. Erst durch Applikation eines positiven endexspiratorischen Atemwegsdruckes (PEEP) wird eine ausreichende FRC aufgebaut [105]. Damit ist bei fehlender Spontanatmung ein Blähmanöver für das Erreichen eines ausreichenden TV und die PEEP-Applikation für den Aufbau der FRC zu empfehlen [103].

Ein weiterer, klinisch bedeutsamer Aspekt ist die inhomogene pulmonale Luftverteilung unter mechanischer Beatmung [103]. In der Folge kommt es zu partiellen Überblähungen mit der Gefahr eines Volutraumas, nachfolgender Schädigung des Epithels und Freisetzung von Surfactantinhibitoren [86]. Außerdem ist in schlecht belüfteten Arealen die Flüssigkeitsresorption deutlich reduziert [71]. Das postnatale Blähmanöver verhindert die inhomogene Belüftung [103].

Klinische Relevanz

Bereits vor 40 Jahren wurde gezeigt, dass bei Neugeborenen nach Intubation das Knorksen verschwindet, sich aber gleichzeitig die Oxygenierung verschlechtert und nach Extubation das Knorksen persistiert und die Oxygenierung verbessert [77]. Bei vorhandenem Atemantrieb sollte die (beeinträchtigte) Spontanatmung so gut und frühzeitig wie möglich unterstützt und nicht durch eine mechanische Beatmung ersetzt werden. Lässt sich eine mechanische Beatmung nicht vermeiden, sollte diese zumindest an die perinatalen Besonderheiten adaptiert werden.

Fazit für die klinische Praxis

Probleme der postnatalen Respiration haben häufig ihre Ursache in einer Störung des pulmonalen Surfactantsystems (Quantität, Qualität, Inhibition) oder der Flüssigkeitsresorption. In der Konsequenz kann keine ausreichende FRC aufgebaut werden. Eine Erhöhung des endexspiratorischen Atemwegsdruckes unterstützt die Etablierung der FRC. Bei den meisten Neugeborenen finden sich postnatal Atemanstrengungen, so dass eine mechanische Beatmung nicht notwendig ist. In den wenigen Fällen fehlender Spontanatmung ist die mechanische Beatmung an die perinatalen Besonderheiten der ersten Atemzüge zu adaptieren.

2.3 Möglichkeiten der Unterstützung

Die Versorgung Neugeborener wurde lange Zeit konzeptionell als Reanimation verstanden, so dass sie durch viele Maßnahmen aus der Intensivtherapie geprägt war. Die Situation des Neugeborenen unterscheidet sich jedoch in wesentlichen Punkten von der adulten Situation:

1. Bis zur Durchtrennung der Nabelschnur ist das Kind in den meisten Fällen vital, so dass keine Reanimation, sondern nur eine Unterstützung der postnatalen Anpassung notwendig ist [106].
2. Während der adulte Notfall häufig eine kardiale Genese hat, liegt den Problemen Neugeborener (fast) immer eine respiratorische Ursache zugrunde.
3. Die Atemphysiologie der ersten Lebensminuten unterscheidet sich von der späteren Situation.

Aus diesen drei Besonderheiten ergibt sich ein sehr spezielles, auf die Situation des Neugeborenen abgestimmtes Vorgehen, in dessen Mittelpunkt die Respiration steht. In den beiden vorangegangenen Abschnitten wurden sowohl die Physiologie des Überganges vom intra- zum extrauterinen Gasaustausch als auch Möglichkeiten der Störung vorgestellt. Die vier dort besprochenen Bereiche (Lungenentwicklung, Surfactantsystem, pulmonale Flüssigkeit und Atemmechanik) werden im folgenden Kapitel aufgegriffen, um therapeutische Optionen zu diskutieren. Dabei soll nicht eine komplette Darstellung aller Möglichkeiten, sondern eine kritische Wertung der Ergebnisse klinischer Studien erreicht werden. Zum Abschluss wird ein mögliches Interventionsschema für die klinische Praxis vorgeschlagen.

2.3.1 Lungenentwicklung: Prävention respiratorischer Anpassungsstörungen

Die pränatale Applikation von Steroiden senkt die Inzidenz des ANS (RR [relatives Risiko] 0,66; 95%-CI [95%-Konfidenzintervall] 0,59–0,73; n = 4038) und die neonatale Sterblichkeit (RR 0,69; 95%-CI 0,58–0,81; n = 3956) signifikant [107]. Allerdings wird weder die Liege- oder Beatmungsdauer, noch die Häufigkeit der chronischen Lungenerkrankung durch die pränatale Steroidgabe beeinflusst [63].
Die Steroide führen schnell zu Veränderungen der Lungenstruktur: Das Mesenchym verschmälert sich, die Größe der potentiel-

len Atemwege nimmt zu und das Epithel wird resistenter gegen Verletzung und Ausbildung eines pulmonalen Ödems [108].

Die Wirkung der Steroide auf das pulmonale Surfactant wird kontrovers diskutiert. Eine akute Steigerung der Surfactantkonzentration ist unwahrscheinlich, da Synthese und Sekretion mehrere Tage benötigen. Die Wirkung von exogenem Surfactant ist bei Frühgeborenen, deren Mütter eine Lungenreifeinduktion erhielten, besser als bei Frühgeborenen ohne Lungenreifeinduktion. Damit scheinen die Steroide eher eine Inhibition des endogenen Surfactants zu verhindern als die absolute Menge signifikant zu erhöhen [108].

Steroide beeinflussen die fetale Organentwicklung negativ, wobei nicht nur die Lunge, sondern auch andere Organe betroffen sind. Die wiederholte Gabe von pränatalen Steroiden senkt zwar die ANS-Inzidenz (RR 0,82; 95%-CI 0,72–0,93; n = 2155), ist aber gleichzeitig mit einem schlechteren intrauterinen Wachstum assoziiert [109]. Da außerdem das potentielle Risiko neurologischer Langzeitprobleme besteht, sollte lediglich eine einmalige Lungenreifeinduktion erfolgen.

2.3.2 Pulmonales Surfactantsystem: Exogene Surfactantgaben

Klinische Studien bestätigen die Wirksamkeit der Surfactanttherapie eindrücklich, allerdings werden Details der klinischen Anwendung noch kontrovers diskutiert. Für eine ausführliche Darstellung dieser Problematik sei auf andere Publikationen verwiesen, an dieser Stelle wird lediglich die unmittelbar postnatale Surfactantapplikation diskutiert.

Konzeptionelles Problem

Wie unter 2.2.2 gezeigt, haben nur wenige extrem unreife Frühgeborene einen absoluten Surfactantmangel. Viele entwickeln erst durch den Einstrom von Inhibitoren einen relativen Mangel, der sich im typischen Bild des ANS manifestiert [110]. Für die Beurteilung der Wirksamkeit von Interventionen sollte bekannt sein, ob ein absoluter Mangel oder eine Surfactantinhibierung vorliegt. Während bei einer adäquaten Erstversorgung die Surfactanttherapie unter Umständen nicht nötig ist, verhindern bereits wenige Beatmungszüge mit hohem Tidalvolumen die Wirkung des Surfactants [86].

Prophylaktische vs. spätere Surfactanttherapie
Metaanalysen klinischer Studien zeigen, dass die prophylaktische Surfactantgabe bei Frühgeborenen mit erhöhtem ANS-Risiko im Vergleich zur späteren, therapeutischen Applikation die Häufigkeit von Lungenschäden senkt [111,112]. Die Interpretation dieser Studienergebnisse im Kontext der heutigen Situation ist jedoch schwierig, da viele Studien zu einer Zeit durchgeführt wurden, als pränatale Steroide noch keine Routine waren und die sofortige Intubation Frühgeborener Standard war. Außerdem ist das ANS-Risiko schwer zu definieren. Die COIN-Studie zeigt, dass ca. 50 % der Frühgeborenen zwischen 25 und 28 SSW unter CPAP (Continuous Positive Airway Pressure) kein Surfactant benötigen [113].

INSURE-Strategie (INtubate SURrfactant Extubate)
Zur Vermeidung einer beatmungsassoziierten Schädigung wurde in Skandinavien die INSURE-Strategie als Alternative entwickelt. Eine Metaanalyse der Studien, welche bei Frühgeborenen mit symptomatischem ANS die INSURE-Strategie mit Surfactanttherapie und anschließender mechanischer Beatmung vergleichen, zeigt, dass INSURE die Beatmungshäufigkeit (RR 0,67; 95 %-CI 0,57 – 0,79), das Auftreten von Air-Leak-Syndromen (RR 0,52; 95 %-CI 0,28 – 0,96) und die BPD-Inzidenz (RR 0,51; 95 %-CI 0,26 – 0,99) reduziert [114].
Im Vergleich zur alleinigen CPAP-Therapie senkt INSURE die Beatmungshäufigkeit und BPD-Inzidenz Frühgeborener ($27^{0/7} - 31^{6/7}$ SSW) signifikant [115]. Ergebnisse der CURPAP-Studie legen nahe, dass auch extrem unreife Frühgeborene (25 – 28 SSW) zunächst mit CPAP und dann bei Bedarf mit INSURE behandelt werden

können [116]. Allerdings scheint eine frühzeitige Indikation zur INSURE-Therapie von Vorteil zu sein. In der COIN-Studie, die mit einem $F_IO_2 > 0{,}6$ eine hohe Grenze für die Surfactanttherapie hatte, fand sich in der CPAP-Gruppe häufiger ein Pneumothorax [113], während niedrige F_IO_2-Grenzen als Therapieindikation ($F_IO_2 < 0{,}45$) die Häufigkeit von Air-Leak-Syndromen (RR 0,46; 95%-CI 0,23–0,93) und BPD (RR 0,43; 95%-CI 0,20–0,92) reduzierten [114]. Eine höhere Grenze ($F_IO_2 > 0{,}45$) ging mit einem gesteigerten Risiko eines therapiepflichtigen PDA (persistierenden Ductus arteriosus) einher (RR 2,15; 95%-CI 1,09–4,13) [114].

Wahrscheinlich ist die INSURE-Prophylaxe unmittelbar postnatal (vor dem ersten Atemzug?) noch effektiver. Allerdings würden mit dieser Strategie auch viele Frühgeborene ohne Surfactantmangel unnütz behandelt werden.

2.3.3 Flüssigkeitsresorption: Geburtsmodus und -zeitpunkt

Die Zahl operativer Entbindungen ist in den letzten Jahren signifikant gestiegen. Erfolgen diese vor dem erwarteten Termin, steigt das Risiko respiratorischer Störungen [95,97,117]. Die Steroidapplikation vor einer primären Sectio caesarea senkt bei frühen Termingeborenen oder späten Frühgeborenen die Häufigkeit respiratorischer Anpassungsstörungen signifikant [96]. Allerdings werden in dieser Patientengruppe respiratorische Probleme genauso effektiv durch die Verschiebung der Geburt um eine Woche verhindert [96,118]. Damit kann die Steroidgabe bei Termingeborenen in Ausnahmefällen sinnvoll sein, sollte aber – im Hinblick auf mögliche Nebenwirkungen – nicht zur Routine bei primärer Sectio caesarea werden.

2.3.4 Atemmechanik: Atemunterstützung

Je nach Schwere der respiratorischen Insuffizienz ergibt sich entweder die Indikation zur Atemunterstützung oder zur Beatmung. Die sofortige Intubation Frühgeborener, unabhängig von ihrer Spontanatmung, war (und ist teilweise noch immer) Routine, wobei dieses Vorgehen durch zwei Argumente begründet wird. Einerseits sollen extrem Frühgeborene bedingt durch die Unreife keine suffiziente Spontanatmung haben und andererseits soll durch die sofortige Beatmung eine spätere Schädigung verhindert werden. Man muss sich allerdings fragen, ob sich diese Annahmen durch Daten belegen lassen?

Atemantrieb bei Frühgeborenen?

Klinische Studien zeigen, dass viele Frühgeborene im Kreißsaal keine Beatmung benötigen [113,119]. Obwohl einige dieser Kinder im weiteren Verlauf dann doch intubiert werden müssen (sekundäre Inaktivierung des Surfactants?), ist der Anteil der Frühgeborenen, die komplett ohne mechanische Beatmung auskommen, sehr groß und steigt mit zunehmendem Gestationsalter (25–26 SSW: 45 % [113], 27–28 SSW: 60 % [113], 27–32 SSW: 74 % [115], 30–32 SSW: 84 % [119], < 32 SSW: 40–66 % [120-122]). Durch weitere Optimierung der postnatalen Maßnahmen kann die Zahl der Frühgeborenen ohne Beatmung wahrscheinlich noch weiter erhöht werden

Vorteil der sofortigen mechanischen Beatmung?

Die zweite Annahme, dass die Beatmung eine spätere Schädigung verhindert, lässt sich nicht durch klinische Studien belegen. Im Gegenteil, die frühzeitige CPAP-Therapie senkt die Beatmungsnotwendigkeit deutlich [113,115,120]. Unter CPAP erhöht sich das TV, gleichzeitig wird die FRC gesteigert [123]. Außerdem ähnelt das Atemmuster der physiologischen respiratorischen Aktivität mit verlängerten exspiratorischen Pausen [124]. Kliniken, die sehr häufig CPAP nutzen, haben niedrige BPD-Raten [125]. Auch in der COIN-Studie hatte die CPAP-Gruppe einen niedrigeren Sauerstoffbedarf mit 28 Tagen [113].

Richtige Anwendung von CPAP

Bei der Abwägung des „optimalen" CPAP-Levels ist das Risiko einer unzureichenden Rekrutierung bei niedrigen Werten gegen das erhöhte Risiko eines Pneumothorax bei zu hohen Werten abzuwägen. Wahrscheinlich kann mit 4–6 cm H_2O begonnen werden, um dann den Wert entsprechend der klinischen Situation zu adaptieren. Allerdings ist dieses Vorgehen eher *experience* als *evidence based*.

Um die Effektivität der CPAP-Applikation im Rahmen der postnatalen Anpassung sicherzustellen, sind einige Aspekte zu beachten. Ausgehend von der Pathophysiologie unterstützt CPAP die spontane Atmung und hilft, ein Beatmungstrauma zu vermeiden. Daraus ergibt sich, dass ein frühzeitiger Beginn den Erfolg maßgeblich entscheidet.

Ein zweiter Aspekt betrifft die korrekte praktische Anwendung. Eine insuffiziente CPAP-Applikation macht sich nicht gleich bemerkbar und führt zu einem schleichenden FRC-Verlust mit Zustandsverschlechterung. Darum ist die Ursache des „CPAP-Versagens" nicht immer offensichtlich [126]. Wahrscheinlich beruht der fehlende Erfolg einzelner klinischer Studien auf einer mangelnden Erfahrung in der Handhabung und nicht auf einer Unwirksamkeit der Methode [127]. Die CPAP-Anwendung wird verbessert durch die Etablierung eines „CPAP-Expertenteams", das bei Fragen oder Problemen zur Verfügung steht und mit anderen Zentren in Erfahrungsaustausch tritt [127].

Klinische Relevanz

Die Effektivität der Erstversorgung wird durch viele Faktoren beeinflusst, so dass es schwierig ist, die Wirksamkeit der einzelnen Therapie getrennt zu belegen. Wird CPAP z. B. erst nach einigen (schädigenden) Atemzügen gestartet, ist die Wirksamkeit der CPAP-Therapie nur schwer zu beurteilen.

Allerdings führen Veränderungen in der Philosophie der Erstversorgung, bei denen eine Vermeidung der Beatmung und ein frühzeitiger Beginn der CPAP-Therapie im Mittelpunkt stehen, zu einer deutlichen Senkung der Morbidität Frühgeborener [121,128]. Durch Ersetzen des Maßnahmenbündels aus sofortiger Intubation, Surfactantgabe und Beatmung bei allen Frühgeborenen (< 1000 g) durch eine INSURE-Strategie im Kreißsaal und Weiterversorgung mit CPAP, wurde in Kombination mit Veränderungen im Sauerstoffregime und frühzeitigem Beginn parenteraler Aminosäurenzufuhr die BPD-Inzidenz von 43 % auf 24 % gesenkt [128]. Ein ähnlicher multimodaler Ansatz, der jedoch keinen frühzeitigen Beginn der CPAP-Therapie im Kreißsaal beinhaltete (und damit eine Beatmungshäufigkeit von 77 % hatte), konnte die BPD-Häufigkeit nicht senken [129].

Auch wenn die – allen Qualitätsansprüchen entsprechende – klinische Studie zur Überlegenheit von CPAP in der Erstversorgung noch fehlt, ist „ein fehlender Beweis der Wirksamkeit noch kein Beweis der fehlenden Wirksamkeit" [127].

2.3.5 Atemmechanik: Beatmung

Lässt sich eine Beatmung in seltenen Fällen nicht vermeiden, sollte, ausgehend von der Physiologie der ersten Atemzüge, ein ausreichendes inspiratorisches TV erzielt und – zum Aufbau einer FRC – ein geringeres TV exspiriert werden.

Blähmanöver

Tierexperimente, in denen ein Blähmanöver für adäquate Tidalvolumina und ein ausreichender PEEP für den Aufbau der FRC sorgte, wurden durch eine klinische Studie bestätigt [119]. Frühgeborene (< 33 SSW) ohne postnatalen Atemantrieb erhielten über einen nasopharyngealen Tubus ein Blähmanöver (20 cm H_2O für 10 Sekunden). Kam es darunter nicht zum Einsetzen der Spontanatmung bzw. blieb die Herzfrequenz niedrig, erfolgten ein zweites Blähmanöver mit 25 cm H_2O und eventuell eine Rachenventilation. Verbesserte sich der Zustand des Kindes, wurde es weiter mit CPAP versorgt, verschlechterte sich sein Zustand, wurde es intubiert und beatmet. In der Kontrollgruppe wurden alle Kinder mit Beutel und Maske beatmet und bei Erfolglosigkeit intubiert. Durch das Blähmanöver wurde nicht nur die Häufigkeit von Intubation und Beatmung während der ersten drei Lebenstage, sondern auch die Inzidenz der BPD signifikant gesenkt [119].

Kontrolle von Tidalvolumen bzw. Inspirationsdruck

Die pulmonale Compliance verändert sich postnatal sehr schnell und variiert zwischen den Neugeborenen erheblich. Auf diese Veränderungen kann mit den meisten Beatmungsbeuteln nicht ausreichend reagiert werden [130,131]. Selbst in der Hand erfahrener Neonatologen schwanken die applizierten Drücke bei Beutel- und Maskenbeatmung sehr stark und das applizierte TV ist oft deutlich zu hoch [130-134]. Deshalb haben beatmete Frühgeborene bei Aufnahme auf der Station häufig eine Hypokapnie [135]. Der durch die postnatale Beatmung resultierende Schaden kann durch eine Begrenzung des TV verhindert werden. Bei spontan atmenden Frühgeborenen liegt das TV zwischen 3 und 7 ml/kg KG, mehr als 8 ml/kg KG schädigen die Lunge [136]. Zur Vermeidung eines zu hohen TV ist die Begrenzung des Inspirationsdruckes ein erster richtiger Schritt, allerdings wäre die Darstellung des applizierten TV viel wichtiger [130].

Maskenleck

Beatmungsdruck und -volumen werden durch ein Maskenleck stark beeinflusst. In der klinischen Routine tritt häufig ein bedeutendes Maskenleck auf, das eventuell die unterschiedliche Häufigkeit einer erfolglosen Atemunterstützung und einer „Intubationsnotwendigkeit" erklärt [126,137].

Insbesondere bei fehlender Wirksamkeit der Beatmung ist daher immer ein Maskenleck auszuschließen. Wenn das TV nicht bestimmt werden kann, dann erlaubt die Messung des erreichten Inspirationsdruckes eine Abschätzung des Maskenlecks. Durch Verwendung eines nasopharyngealen Tubus kann das Leck eventuell minimiert und die Unterstützung der pulmonalen Anpassung verbessert werden [119], allerdings fehlen gute klinische Studien zum Beweis.

Fazit für die klinische Praxis

Durch prophylaktische CPAP-Applikation und INSURE-Strategie sollte es gelingen, die Beatmung (mit hohen TV) zu vermeiden. Bei fehlendem Atemantrieb empfiehlt sich ein Blähmanöver. Ein Maskenleck verhindert den Aufbau des notwendigen Beatmungsdruckes und muss ausgeschlossen werden.

2.4 Zusammenfassung und Empfehlungen für die klinische Praxis

Das respiratorische System steht im Mittelpunkt der postnatalen Anpassung. Der physiologische Übergang vom intra- zum extrauterinen Gasaustausch ist gekennzeichnet durch die alveoläre Flüssigkeitsresorption und das Füllen der Atemwege mit Luft, welche auch am Ende der Exspiration intrapulmonal verbleiben soll. Aus dem postnatalen Zustand des Neugeborenen resultiert ein adaptiertes, eher abwartendes Vorgehen, das sich nach dem individuellen Unterstützungsbedarf richtet [106,138,139]. Dabei stellt die spontane Atmung den optimalen Zustand dar.

Im Folgenden wird ein Algorithmus vorgeschlagen, der auf den zuvor vorgestellten physiologischen Prinzipien und (wenn verfügbar) Ergebnissen klinischer Studien beruht:

1. Spontane Atmung: Oberstes Ziel ist eine spontane Atmung ohne Zeichen einer Dyspnoe. Ist diese gegeben, sind keine weiteren Interventionen notwendig.

2. Therapie der gestörten Atmung mit CPAP: Spontan atmende Neugeborene sollten bei klinischen Zeichen der Atemstörung eine CPAP-Therapie erhalten.

3. Prophylaktische CPAP-Applikation: Bei einem erhöhten Risiko respiratorischer Anpassungsstörungen ist ein frühzeitiges, prophylaktisches CPAP einem therapeutischen CPAP (d. h. erst bei

Vorliegen von Symptomen) vorzuziehen. So stellt ein Gestationsalter < 33 SSW eine absolute Indikation für eine CPAP-Prophylaxe dar. Folgende anamnestische Faktoren sind mit einem erhöhten Risiko einer postnatalen Ventilationsstörung assoziiert und sollten daher Anlass für einen großzügigen CPAP-Beginn im Kreißsaal sein: späte Früh- oder frühe Termingeburt, mütterlicher Diabetes, Geburt mittels primärer Sectio caesarea. CPAP unterstützt den Aufbau einer FRC. Die Effektivität lässt sich an einem Anstieg der Herzfrequenz > 100/min und guten Sauerstoffsättigungswerten ablesen. Das weitere Vorgehen wird durch den klinischen Zustand und das anamnestische Risiko bestimmt. Erfolgte die CPAP-Prophylaxe bei Frühgeborenen > 32 SSW und besteht im weiteren Verlauf Symptomfreiheit, kann versucht werden, CPAP zu beenden. Bei Frühgeborenen < 33 SSW sollte auch bei gutem klinischen Zustand und adäquaten Sauerstoffsättigungswerten die CPAP-Applikation auf der Station fortgesetzt werden.

4. **Blähmanöver bei insuffizientem Atemantrieb:** Fehlt der spontane Atemantrieb komplett, erfolgt zunächst ein Blähmanöver. Der Inspirationsdruck von 20 cm H_2O und die Dauer von 10 Sekunden wurden bisher in Studien untersucht, eventuell benötigen einige Neugeborene längere Zeiten und höhere Drücke. Die Effektivität der Intervention wird durch das Einsetzen der Spontanatmung bzw. einen Anstieg der Herzfrequenz belegt, ansonsten wird ein erneutes Blähen notwendig (25 cm H_2O). Bei fehlender Effektivität muss die Interventionstechnik überprüft werden (Maskenleck, Atemwegsverlegung durch falsche Lagerung etc.). Nach einem weiteren erfolglosen Blähversuch kann eine Rachen- bzw. Maskenbeatmung erfolgen. Wird auch durch Beatmung keine Besserung des Zustandes erreicht, erfolgt nach erneuter Überprüfung der Technik die Intubation.

5. **Mechanische Beatmung mit adäquatem PEEP:** Fehlt weiterhin der Atemantrieb (was äußerst selten der Fall ist), kann eine möglichst schonende Beatmung mit ausreichendem PEEP erfolgen. Werden hohe Beatmungsdrücke benötigt, um ein adäquates TV

zu applizieren, ergibt sich die Indikation zur sofortigen Surfactanttherapie (mit anschließender Extubation).

6. Surfactantapplikation: Nach Stabilisierung des Zustandes des Frühgeborenen unter CPAP (ca. 5–10 Minuten p.n.) ist die Notwendigkeit von Surfactant zu evaluieren und dieses frühzeitig zu applizieren [140]. Bei Frühgeborenen unter 27 SSW empfiehlt sich eine INSURE-Prophylaxe. Zwischen 27 und 32 SSW ist INSURE im Kreißsaal wahrscheinlich indiziert, wenn ein erhöhter Sauerstoffbedarf ($F_IO_2 > 0,3$) dafür spricht, dass unter CPAP keine ausreichende FRC aufgebaut wird.

3 Sauerstofftherapie

Im Mittelpunkt der postnatalen Adaptation steht die Ventilation. Störungen der Respiration beeinträchtigen die Oxygenierung, die der Apgar-Score mittels Hautfarbe beurteilt. Im folgenden Kapitel werden diagnostische Möglichkeiten und physiologische Veränderungen der Oxygenierung während der postnatalen Anpassung untersucht, um anschließend klinische Daten zur postnatalen Sauerstofftherapie kritisch zu beurteilen.

3.1 Diagnostische Aspekte

3.1.1 Ist die Hautfarbe ein Surrogatparameter der Oxygenierung?

Der Apgar-Score beurteilt mit der Hautfarbe einen Parameter, der laut Virginia Apgar eine schlechte Aussagekraft hat. Daher wurde vorgeschlagen, den Apgar-Score ohne Hautfarbe zu vergeben. Dieser Vorschlag setzte sich jedoch nicht durch, da die Hautfarbe eine Abschätzung der Sauerstoffversorgung ermöglichen soll. Es stellt sich jedoch die Frage, ob die Hautfarbe ein geeigneter Surrogatparameter der Oxygenierung ist.

Zur Beantwortung dieser Frage wurden Videoaufzeichnungen von Erstversorgungen verschiedenen Neonatologen mit der Bitte gezeigt, zu beurteilen, wann das Neugeborene „rosig" erscheint [14]. Dieser Zeitpunkt variierte zwischen den Beurteilenden; entsprechend der simultan gemessenen Sauerstoffsättigung wurden manche Neugeborene bei Werten zwischen 10 % und 100 % als rosig bezeichnet. Bei anderen Kindern variierte die Meinung nicht so stark, jedoch beurteilten alle Untersucher diese bereits bei Sättigungswerten unter 80 % als rosig [14]. Da sich die Hautfarbe nur eingeschränkt zur Beurteilung der Oxygenierung Neugeborener eignet, ist die visuelle Beurteilung durch die pulsoximetrische Messung zu ergänzen [60].

3.1.2 Wie kann ein gutes Sättigungssignal erreicht werden?

Klinische Studien zeigen, dass auch bei extrem unreifen Frühgeborenen innerhalb der ersten Lebensminute Sättigungsmessungen möglich sind [141]. Wird der Sensor unmittelbar nach der Geburt regelrecht am Patienten platziert und mit dem Gerät verbunden, sind (im Mittel) 15 Sekunden später Sättigungswerte verfügbar. Die Zeit ist länger, wenn der Sensor mit dem eingeschalteten Gerät konnektiert und erst dann an das Kind angelegt wird (41 Sekunden) [141]. Verschiedene technische Aspekte und externe Einflüsse, wie Bewegungsartefakte, schlechte Perfusion und Licht, beeinträchtigen den Messvorgang. Neuere Sensoren und Messalgorithmen minimieren diese Einflüsse und verbessern so die Versorgung der Neugeborenen im Kreißsaal [142,143].

3.1.3 Wo sollte die pulsoximetrische Messung durchgeführt werden?

Die perinatale Hämodynamik bedingt Unterschiede in den prä- und postduktalen Flussgebieten. Dementsprechend finden sich während der ersten 10 Lebensminuten an der oberen Extremität deutlich höhere Sättigungswerte als an der unteren [144,145]. Während die Beeinflussung der Oxygenierung durch Shuntblut für die Diagnostik kongenitaler Herzfehler genutzt wird [146,147], sind im Rahmen der postnatalen Anpassung Aussagen zur pulmonalen Oxygenierung von Bedeutung. Diese spiegelt sich am besten im präduktalen Blut wieder, so dass zur Überwachung der postnatalen Anpassung die Sättigung an der rechten Hand zu messen ist.

3.2 Physiologie der postnatalen Sättigung

3.2.1 Welche Sättigungswerte haben gesunde Neugeborene unmittelbar postnatal?

Die Sauerstoffkonzentrationen im fetalen Blut (PaO_2 ca. 30 mm Hg, Sättigung ca. 50 %!) sind deutlich niedriger als unter extrauterinen Bedingungen [100]. Diese niedrigen Sättigungen steigen postnatal erst durch eine suffiziente Respiration an. Wie in Kapitel 2 gezeigt, vergehen einige Minuten bis zur Etablierung einer ausreichenden pulmonalen Ventilation. Dementsprechend sind – wie bereits von Virginia Apgar festgestellt [1] und mittlerweile auch in den Reanimationsrichtlinien erwähnt [59,148] – viele Neugeborene unmittelbar postnatal zyanotisch.

Systematische Untersuchungen an Neugeborenen zeigen, dass die pulsoximetrisch gemessene Sauerstoffsättigung während der ersten Lebensminute im Mittel bei ca. 60 % liegt, wobei die Variationsbreite groß ist [145]. Bis eine Sättigung > 90 % erreicht wird, vergehen im Mittel 5,8 (Range 1,3 – 20,2) Minuten [15].

3.2.2 Wie beeinflussen Geburtsmodus und Gestationsalter die postnatale Sättigung?

Neugeborene, die mittels Sectio caesarea geboren werden, benötigen – verglichen mit vaginal geborenen Kindern – deutlich länger, bis sie Sättigungswerte über 85 % erreichen. Mit 5 Minuten lag die Sättigung im Mittel bei 81 % (IQR [interquartile range] 75 – 83) bzw. 87 % (80 – 95) [149]. Im Vergleich mit einer sekundären Sectio ist die Sättigung bei primärer Sectio niedriger [15]. Bei einer Geburt ohne Wehen werden im Mittel 4,1 (IQR 2,6 – 5,4) bzw. 7,0 (5,1 – 10,0) Minuten benötigt, um Sättigungswerte > 75 % bzw. > 90 % zu erreichen, bei einer Geburt mit Wehen jedoch nur 2,7 (1,7 – 4,2) bzw. 4,7 (3,2 – 6,4) Minuten [15].

Frühgeborene haben signifikant niedrigere Sättigungswerte [145]. Um Sättigungswerte > 75 % bzw. > 90 % zu erreichen, benötigen Frühgeborene (< 37 SSW) 4,2 (IQR 2,7 – 6,1) bzw. 6,5 (4,9 – 9,8), Termingeborene jedoch nur 2,5 (1,6 – 4,0) bzw. 4,7 (3,3 – 6,4) Minuten [15].

3.2.3 Wie beeinflusst die Sauerstoffsupplementation die Sättigungswerte?

Aktuelle Reanimationsrichtlinien und Lehrbücher empfehlen die Gabe von reinem Sauerstoff zur Erstversorgung Neugeborener

[59,148]. Diese Empfehlung wurde in den letzten Jahren jedoch hinterfragt [101,145]. Während im nächsten Abschnitt die Datenlage für diese Empfehlung diskutiert wird, soll hier untersucht werden, ob die postnatale Sauerstoffapplikation die Sättigung beeinflusst.

Erhalten Mütter unter der Geburt Sauerstoff appliziert, finden sich bei den Neugeborenen höhere Sauerstoffkonzentrationen [100]. Postnatal unterscheidet sich die Sättigung bei beatmeten Neugeborenen mit Sauerstoffgabe nicht von derjenigen gesunder Neugeborener ohne Sauerstoffsupplementation; allerdings haben Neugeborene, die lediglich eine Sauerstoffvorlage erhielten, niedrigere Sättigungen [150]. Asphyktische Neugeborene, die mit Sauerstoff oder Raumluft reanimiert wurden, unterscheiden sich in ihren Sättigungswerten nicht [145]. Untersuchungen an Frühgeborenen zeigen, dass es unter 100 % Sauerstoff zu einem Sättigungsanstieg innerhalb der ersten Lebensminuten kommt [151, 152], andere Studien fanden diesen Anstieg nicht [153,154].

Diese widersprüchliche Datenlage hat wahrscheinlich methodische Gründe, da in den Studien nicht nur die Form der Atemunterstützung (keine, CPAP, Beatmung), sondern auch die Sauerstoffkonzentration sowie der Zeitpunkt und die Art der Sauerstoffapplikation variierten.

3.3   Therapeutische Aspekte

3.3.1 Reanimation reifer Neugeborener mit Raumluft?

Die Ergebnisse klinischer Studien, welche die Reanimation mit 100 % und 21 % Sauerstoff vergleichen, sind relativ eindeutig (Übersicht in [99,155]). Retrospektive Daten asphyktischer Kinder zeigen, dass eine Hyperoxie während der ersten zwei Lebensstunden mit einem nahezu 4-fach höheren Risiko (OR [odds ratio] 3,85; 95 %-CI 1,67 – 8,88) einer neurologischen Schädigung assoziiert ist [156]. Außerdem haben an Leukämie erkrankte Kinder in der Anamnese häufiger eine postnatale Sauerstoffsupplementation [157].

Metaanalysen klinischer Studien zeigen, dass bei einer Reanimation mit reinem Sauerstoff (im Vergleich zur Reanimation mit Raumluft) die Spontanatmung deutlich später einsetzt [101]. Außerdem ist die Sterblichkeit in der reinen Sauerstoffgruppe signifikant höher. Letztlich erbrachte die Reanimation mit 100 % Sauerstoff keine Vorteile bezüglich des Reanimationserfolgs oder neurologischen Langzeitoutcomes [101,158].

3.3.2 Welche Sauerstoffsupplementation brauchen Frühgeborene?

Die Erstversorgung extrem unreifer Frühgeborener kann mit niedrigen Sauerstoffkonzentrationen starten [154], allerdings benötigen viele Frühgeborene etwas später eine gewisse Sauerstoffsupplementation, um adäquate Sättigungen zu erzielen [151,152]. Daraus ergibt sich die praktische Empfehlung, auch bei Frühgeborenen zunächst mit Raumluft eine adäquate Ventilation zu etablieren und anschließend die Sauerstoffsupplementation nach den Sättigungswerten zu titrieren. Dabei ist zu beachten, dass bereits weniger als 5 Minuten erhöhte inspiratorische Sauerstoffkonzentrationen bei Frühgeborenen ausreichen, um die oxidative Belastung und (dadurch?) die BPD-Rate zu steigern [153].

3.4 Zusammenfassung und Empfehlungen für die klinische Praxis

Eine schlechte Sauerstoffsättigung ist Ausdruck einer Ventilationsstörung. Die Sauerstofftherapie verbessert die Symptomatik, beseitigt jedoch nicht die zugrunde liegende Ursache. In der klinischen Praxis muss daher zunächst das alveoläre Recruitment (mit Raumluft) sichergestellt werden. Die sofortige Applikation des Sättigungssensors an die rechte Hand erlaubt die Messung der Sauerstoffsättigung innerhalb der ersten Lebensminuten. Die Sättigung ist in den ersten Lebensminuten physiologisch niedrig, sollte aber bei adäquater Ventilation innerhalb der ersten Minuten ansteigen. Dabei sind Werte von ca. 80 % im Alter von 5 Minuten zunächst ausreichend. Werden diese Werte – trotz guter Ventilation – nicht erreicht bzw. steigt die Sättigung in den nächsten 5 Minuten nicht auf Werte über 85 – 90 %, kann die Supplementation von Sauerstoff sinnvoll sein.

In dieser Situation ist die Sauerstoffgabe eventuell nicht nur symptomatisch, sondern auch therapeutisch sinnvoll, da die sauerstoffinduzierte Vasodilatation die pulmonale Perfusion verbessert. Allerdings liegen für diese Annahme keine adäquaten klinischen Studien vor.

4 Weitere klinische Aspekte der Erstversorgung

Während in den vorangegangenen Kapiteln die wichtigsten Themen der Erstversorgung sehr detailliert besprochen wurden, werden abschließend zwei weitere klinische Aspekte kurz angerissen.

4.1 Herzfrequenz

Die Herzfrequenz ist ein wichtiges klinisches Zeichen der erfolgreichen postnatalen Anpassung. Niedrige Herzfrequenzen bzw. ein fehlender Anstieg sind nahezu immer Ausdruck einer inadäquaten Ventilation und signalisieren die Notwendigkeit postnataler Interventionen.

4.1.1 Physiologische Herzfrequenzen

Virginia Apgar beschrieb Herzfrequenzen zwischen 100 und 140/min als normal [1], laut Reanimationsempfehlungen besteht bei Herzfrequenzen < 60/min Interventionsbedarf [59,148]. Bei Frühgeborenen liegt die physiologische Herzfrequenz mit einer Minute im Median bei 75 – 95/min. Im Alter von 2 Minuten haben noch immer mehr als 25 % der Frühgeborenen Herzfrequenzen unter 100/min [151]. Im weiteren Verlauf kommt es zu einem Anstieg, wobei dieser geringer und die Variabilität größer ist, wenn die Erstversorgung mit Raumluft erfolgt [151].

4.1.2 Monitoring der Herzfrequenz

Die Reanimationsrichtlinien empfehlen die Auskultation der Herzfrequenz [59]. Damit unter diesen Bedingungen auch die anderen Teammitglieder Veränderungen der Herzfrequenz wahrnehmen, ist der Herzschlag mit dem Finger zu visualisieren. Die Auskultation ist jedoch ungenau und sollte nur zur Anwendung

kommen, wenn keine technischen Möglichkeiten zur kontinuier-
lichen Ableitung der Herzfrequenz verfügbar sind [159,160]. Eine
einfacher durchzuführende Alternative, die Palpation am Nabel-
stumpf, ist nur bei ca. 80 % der Neugeborenen möglich und liefert ähnlich ungenaue Ergebnisse [160].

Der Einsatz technischer Hilfsmittel erlaubt eine genaue und kontinuierliche Bestimmung der Herzfrequenz. EKG-Elektroden sind
schnell zu platzieren und liefern innerhalb von 30 Sekunden
valide Aussagen [160]. Nachteile sind Hautirritationen und ein
schlechtes Haften auf feuchter Haut. Die im Rahmen der Puls-
oximetrie abgeleitete Herzfrequenz liefert innerhalb von 90 Sekunden verlässliche Messwerte und kann auch unter Reanimationsbedingungen gut genutzt werden. Dabei werden niedrige
Herzfrequenzen (< 100/min) mit einer Spezifität von 99 % und
einer Sensitivität von 89 % detektiert [161].

4.1.3 Therapeutische Interventionen

Ist die Herzfrequenz postnatal niedrig und kein Anstieg er-
kennbar, muss zunächst die Respiration unterstützt werden. Bei
fehlendem Herzfrequenzanstieg ist die Effektivität der Atemunterstützung zu evaluieren, da fast nie weitere Maßnahmen erforderlich sind [139]. Für die in den Reanimationsrichtlinien emp-
fohlenen weiterführenden Maßnahmen (Herzdruckmassage,
Adrenalin- oder Naloxon-Gabe) fehlen Daten aus klinischen Studien [148,162]. Lediglich Natriumbikarbonat im Rahmen der Reanimation wurde untersucht, wobei sich kein Vorteil zeigte [163].

Fazit für die klinische Praxis

Die Herzfrequenz ist der beste Parameter zum Erkennen eines
postnatalen Interventionsbedarfs. Dabei ist weniger die absolute
Herzfrequenz, sondern die Veränderung von Interesse. Es empfiehlt
sich, unmittelbar postnatal einen Sättigungssensor an die rechte
Hand anzulegen und die Herzfrequenz so lange zu auskultieren
(und zu visualisieren), bis kontinuierliche Messwerte verfügbar sind.

4.2 Wärmehaushalt

Eine niedrige Körpertemperatur bei Aufnahme aus dem Kreißsaal ist mit einer erhöhten Mortalität assoziiert [164] und kann durch sehr einfache Maßnahmen verhindert werden.

4.2.1 Sensibilisierung für die Problematik

Eine Analyse der Aufnahmetemperaturen in der eigenen Einrichtung zeigt, ob ein Handlungsbedarf besteht. In der EPICure-Studie hatten bis zu 40 % der extrem unreifen Frühgeborenen eine Aufnahmetemperatur unter 35 °C [165]. Bei strikter Einhaltung der Maßnahmen zur Hypothermievermeidung ist darauf zu achten, dass keine Hyperthermie auftritt [166].

4.2.2 Möglichkeiten den Wärmeverlust zu reduzieren

Grundlegende Maßnahmen zur Reduktion der Wärmeabgabe sind das Anwärmen des Raumes, des Erstversorgungsplatzes und der Tücher [167]. Der durch Konvektion bedingte Wärmeverlust wird durch striktes Vermeiden offener Türen und Reduktion der Bewegung im Raum verhindert. Bei der Erstversorgung sollten lediglich die betreuenden (und lernenden) Personen anwesend sein.

Klinische Studien zeigen, dass der Wärmeverlust durch Verdunstung bei extrem unreifen Frühgeborenen durch eine Plastikfolie bzw. -tüte verhindert wird. Diese Maßnahme beeinflusst jedoch nicht die Mortalität [167-169].

Fazit für die klinische Praxis

Insbesondere bei extrem unreifen Frühgeborenen ist der postnatale Wärmeverlust zu minimieren, was besonders gut durch die Lagerung in einer Plastikfolie gelingt.

5   Strukturelle Aspekte der Erstversorgung

Zum Abschluss werden noch verschiedene strukturelle Anforderungen an eine erfolgreiche Erstversorgung diskutiert. Zudem wird ein Ausblick auf die zukünftige Entwicklung gegeben.

5.1 Strukturelle Voraussetzungen

Obwohl neue Geräte und Interventionen die Betreuung extrem unreifer Frühgeborener auf der Station in den letzten Jahren deutlich verbessert haben, gab es kaum Veränderungen bei der Erstversorgung. Damit diese nach den zuvor beschriebenen Prinzipien durchgeführt werden kann, müssen einige Voraussetzungen erfüllt sein.

5.1.1 Apparative Voraussetzungen der Erstversorgung

In Abhängigkeit vom Risiko des Neugeborenen muss die Erstversorgung in entsprechend spezialisierten Zentren erfolgen, die nicht nur die personellen, sondern auch apparativen Voraussetzungen erfüllen. Obwohl ein Erstversorgungsplatz wie ein ITS-Platz ausgestattet sein sollte [170], erfüllen nicht alle Kliniken diese Anforderungen [171].

Sauerstoffblender
Selbst kurzzeitig hohe Sauerstoffkonzentrationen sind schädlich und daher unbedingt zu vermeiden. Um die Sauerstoffkonzentrationen an den Bedarf zu adaptieren, ist ein Sauerstoffblender unabdingbar.

Atemunterstützung
Ein ausreichender PEEP unter Beatmung ist die Voraussetzung für den Aufbau und Erhalt der FRC. Die häufigsten Hilfsmittel für die respiratorische Anpassung sind selbstentfaltende Beatmungsbeu-

tel. Trotz des PEEP-Ventils bauen sie nur einen sehr ungenauen PEEP auf und sind außerdem ungeeignet für die CPAP-Applikation oder ein Blähmanöver. Noch ungünstiger ist die Situation mit Flow-inflating-Beuteln [170]. Darum sollte die postnatale Atemunterstützung mit Geräten erfolgen, die eine Kontrolle des applizierten Druckes und damit u. a. auch eine Abschätzung des Maskenlecks (mit Druckabfall) ermöglichen.

5.1.2 Personelle Voraussetzungen der Erstversorgung

Für extrem unreife Frühgeborene wird gefordert, dass die Erstversorgung von einem Team aus mindestens drei erfahrenen Fachkräften durchgeführt wird, das rund um die Uhr verfügbar ist [170]. Der Teamleiter sollte am Kopfende stehend die Respiration überwachen und durch eindeutige Ansagen eine adäquate Kommunikation und Aufgabenzuteilung des Teams gewährleisten.

Theoretische Ausbildung

Als Voraussetzung für die Erstversorgung benötigt das Team theoretische Kenntnisse der Physiologie und Pathophysiologie der postnatalen Adaptation, die nicht nur auf dem aktuellsten Stand des medizinischen Wissens sind, sondern auch ständig kritisch hinterfragt werden sollten. Dazu empfiehlt sich die Etablierung einer „Erstversorgungs-Expertengruppe", die sowohl für das Erstellen und Aktualisieren der lokalen Empfehlungen als auch für deren Umsetzung verantwortlich ist.

Praktische Ausbildung

Die theoretische Ausbildung muss um ein regelmäßiges Training ergänzt werden, möglichst unter Verwendung von Simulatoren, welche die postnatalen Veränderungen adäquat reflektieren [172]. Das Augenmerk bei der Ausbildung sollte auch auf die Kommunikation während der Erstversorgung gerichtet werden.

Eine adäquate praktische Ausbildung wird dadurch erschwert, dass ernsthafte Probleme bei der postnatalen Adaptation selten auftreten und in diesen Fällen die Erstversorgung häufig von erfahrenen Kollegen übernommen wird. Aus diesem Grund sind die Abläufe so zu strukturieren, dass trotzdem eine optimale Ausbildung gewährleistet ist [173]. Dazu ist eine strukturierte Einbindung in das Erstversorgungsteam notwendig. Nach einer entsprechenden Zeit als „Assistent" muss der Auszubildende die Rolle des „Leiters" übernehmen, wobei ihm der Erfahrene als „Assistent" supervidierend zur Seite steht.

Ziel der Supervision ist es, während der Erstversorgung nur bei groben Fehlern Hinweise zu geben, aber im Anschluss ein strukturiertes Feedback durchzuführen. Dabei wird auf die Stärken und möglichen Probleme der stattgefundenen Erstversorgung eingegangen, wobei eine Videoaufzeichnung (siehe unten) hilfreich sein könnte.

5.2 Ein Blick in die Zukunft

5.2.1 Videomonitoring der Erstversorgung

Die Erstversorgung Neugeborener ist oft mit einer Black Box vergleichbar: Das Erstversorgungsteam berichtet im Anschluss über den Ablauf und aufgetretene Probleme. Dabei liegt es in der Natur der Sache, dass diese Berichte subjektiv gefärbt sind und sowohl Stärken als auch Schwächen der Erstversorgung nur bedingt wahrgenommen werden. Im Gegensatz zum offenen Benchmarking ergeben sich aus diesem selbstreferentiellen Vorgehen nur selten Optimierungsmöglichkeiten. Eine Möglichkeit zur Verbesserung der Prozessqualität könnte die Videoaufzeichnung der Erstversorgung darstellen [174,175].

Debriefing im Anschluss an die Erstversorgung

Die aufgezeichneten Videos erlauben im Anschluss an jede Erstversorgung ein Debriefing (Manöverkritik) des betreuenden Teams mit dem Ziel einer Selbstreflexion und kritischen (Selbst-) Evaluation. Das strukturierte Debriefing beginnt mit der Selbsteinschätzung jedes Teilnehmers. Anschließend wird gemeinsam evaluiert, ob das Vorgehen mit den lokalen Empfehlungen übereinstimmt. Abschließend werden die besonderen Stärken (die auch in Zukunft beizubehalten sind) und Schwächen (die es zu verändern gilt) dieser Erstversorgung zusammengefasst.

Evaluation der Prozessqualität

Nicht alle Therapieempfehlungen werden in der klinischen Praxis umgesetzt; ungefähr die Hälfte der durchgeführten Maßnahmen einer Reanimation entsprechen nicht den Leitlinien [174]. Videoaufzeichnungen helfen bei der Evaluation, ob die klinische Praxis mit den theoretischen Empfehlungen übereinstimmt. Erst bei einheitlichem Vorgehen im Kreißsaal kann die Effektivität einzelner Maßnahmen im Rahmen eines Benchmarkings oder einer klinischen Studie erfasst und die Erstversorgung optimiert werden.

Optimierung der Ausbildung

Ein dritter Aspekt, der für eine Aufzeichnung der Erstversorgung spricht, ist der edukative Effekt. Während der Erstversorgung besteht nicht immer die Möglichkeit zum ausführlichen Erklären bzw. Diskutieren. Die Videoaufzeichnung dagegen ermöglicht eine Einweisung von Studenten oder neuen Kollegen in die (lokalen) Prinzipien der Erstversorgung.

Die Erstversorgung eines kritischen Neugeborenen wird immer ein seltenes Ereignis bleiben, welches nur das betreuende Team erlebt. Wird die Aufzeichnung anderen Erstversorgungsteams gezeigt, potenzieren sich die Erfahrungen und praktische Aspekte werden visualisiert, die im mündlichen Bericht kaum wiederzugeben sind.

Es empfiehlt sich, einen fixen Termin in die Stationsroutine zu implementieren, an dem die Erstversorgungsvideos dem gesamten Team demonstriert werden. Die Akzeptanz dieser „Videositzungen" wird durch eine Atmosphäre erhöht, in der nicht die „Fehler", sondern vielmehr die Stärken gesucht werden. Der zeitliche Abstand zwischen der realen Erstversorgung und der Präsentation im Team sollte außerdem groß genug sein, um den konkreten Patienten (bzw. das betreuende Team) nicht mehr zuordnen zu können.

Juristische Aspekte

Vor dem Einsatz der Videoaufzeichnung zur Sicherung der Qualität der Erstversorgung ist die juristische Sachlage (in der jeweiligen Einrichtung) abzuklären. Unter Datenschutzaspekten sollten nur das Neugeborene und die Hände der Erstversorgenden zu sehen sein und es sollte auf Tonaufzeichnungen verzichtet werden. Außerdem empfiehlt sich eine Speicherung mit zufallsgeneriertem Datum auf einer separaten Festplatte, die nur einem beschränkten Personenkreis zugänglich ist. Die Aufzeichnungen dürfen nicht weitergegeben und sollten nach der Nutzung gelöscht werden. Für die Verwendung zu Lehrzwecken ist eine entsprechende Einwilligung einzuholen (detaillierte Hinweise zu dieser Thematik finden sich bei O'Donnel et al. [176]).

Einschränkungen

Wenngleich das vorgeschlagene Konzept intuitiv plausibel erscheint, muss doch auf das Fehlen von klinischen Daten hingewiesen werden, welche die Effektivität (bzw. Nebenwirkungen) dieser Intervention belegen. Derzeit ist eine internationale Studie zu dieser Thematik in Vorbereitung.

5.2.2 Monitoring der postnatalen Anpassung

Virginia Apgar hat mit ihrer Publikation anschaulich gezeigt, wie wichtig die Beobachtung des Neugeborenen während der ersten Lebensminuten ist. Diese Bedeutung wird die klinische Beobachtung – trotz ihrer eingeschränkten Aussagekraft – auch in Zukunft nicht verlieren. Technische Weiterentwicklungen haben in den letzten Jahren jedoch ergänzende Daten geliefert, die das Verständnis des Übergangs vom intra- zum extrauterinen Leben verbessert und gleichzeitig die Subjektivität der klinischen Beobachtung reduziert haben.

Die bisher verwendeten technischen Überwachungsgeräte beschränken sich meist auf die Überwachung der Herzfrequenz und Sauerstoffsättigung. Diese Geräte müssen aus zwei Gründen ergänzt werden:

▶ **Für bessere Informationen während der Erstversorgung:** Die Abschätzung des applizierten Volumens unter Beatmung ist unzureichend, eine Volumenmessung sollte unbedingt erfolgen [177]. Gleichzeitig wäre eine Bestimmung der FRC von großem Interesse, die Impedanzmessung könnte eventuell ein FRC-Äquivalent liefern.

▶ **Für bessere Informationen nach der Erstversorgung:** Ähnlich, wie es aus Patientendatensystemen bekannt ist, sollten alle applizierten Interventionen zeitgenau aufgezeichnet werden. Erst wenn die applizierte Sauerstoffkonzentration oder das Tidalvolumen zu einem bestimmten Zeitpunkt bekannt ist, kann eine Interpretation der physiologischen Werte im Nachhinein erfolgen [170].

5.3 Zusammenfassung und Empfehlungen für die klinische Praxis

Die optimale Erstversorgung setzt nicht nur eine adäquate apparative Ausstattung voraus, die mit der Qualität der ITS-Geräte vergleichbar ist, sondern erfordert auch ein entsprechend ausgebildetes und geschultes Erstversorgungsteam. Dementsprechend sind die strukturellen Voraussetzungen zu schaffen, die eine strukturierte Ausbildung gewährleisten. Neben regelmäßigen theoretischen und praktischen Schulungen, die auf dem aktuellsten Wissensstand basieren, ist es notwendig, dieses Wissen unter der Supervision von Erfahrenen in der Praxis anzuwenden. Eine Möglichkeit zur weiteren Optimierung der Ausbildung besteht in der Videoaufzeichnung der Erstversorgung mit anschließender Auswertung.

Durch Ausweitung des apparativen Monitorings während der Erstversorgung kann einerseits eine Schädigung minimiert (Volutrauma) und andererseits das Verständnis der physiologischen Abläufe bei der postnatalen Adaptation verbessert werden. Allerdings verliert die aufmerksame Beobachtung des klinischen Zustandes des Neugeborenen während der ersten Lebensminuten trotz verbesserter technischer Möglichkeiten auch 60 Jahre nach der Arbeit von Virginia Apgar nicht ihre Bedeutung.

Literatur

1   Apgar V. A proposal for a new method of evaluation of the newborn infant. Curr Res Anaesth Anal. 1953;32:260-7.

2   Stetter C. Denn alles steht seit Ewigkeit geschrieben. Die geheime Medizin der Pharaonen. München: Bechtermünz Verlag; 1997.

3   Thorwald J. Macht und Geheimnis der frühen Ärzte. Berlin Darmstadt Wien: Deutsche Buch-Gemeinschaft; 1962.

4   Nissen HJ. Geschichte Alt-Vorderasiens. München: R.Oldenbourg Verlag; 1999.

5   Galanakis E. Apgar score and soranus of ephesus. Lancet. 1998;352:2012-3.

6   Dunn PM. Soranus of Ephesus (circa AD 98-138) and perinatal care in Roman times. Arch Dis Child Fetal Neonatal Ed. 1995;73:F51-F52.

7   Soranus E. Gynecology. Translated by O.Temkin. Baltimore: The John Hopkins Press; 1956.

8   Runge, M. Die Krankheiten der ersten Lebenstage. zweite, umgearbeitete und vermehrte Auflage. Stuttgart: Verlag von Ferdinand Enke; 1893.

9   Crawford JS, Davies P, Pearson JF. Significance of the individual components of the Apgar score. Br J Anaesth. 1973;45:148-58.

10 Bharti B, Bharti S. A review of the Apgar score indicated that contextualization was required within the contemporary perinatal and neonatal care framework in different settings. J Clin Epidemiol. 2005;58:121-9.

11 Schmidt B et al. Strength and limitations of the Apgar score: A critical appraisal. J Clin Epidemiol. 1988;41:843-50.

12 Apgar V, James LS. Further observations on the newborn scoring system. Am J Dis Child. 1962;104:419-28.

13 Brandt L, Brandt K. Zum 100. Geburtstag von Virginia Apgar. Anesthesist. 2009;58:537-42.

14 O'Donnell CPF et al. Clinical assessment of infant colour at delivery. Arch Dis Child Fetal Neonatal Ed. 2007;92:465-7.

15 Kamlin COF et al. Oxygen saturation in healthy infants immediately after birth. J Pediatr. 2006;148:585-9.

16 Marx GF, Mahajan S, Miclat MN. Correlation of biochemical data with Apgar scores at birth and at one minute. Br J Anaesth. 1977;49:831-3.

17 Finster M, Wood M. The Apgar score has survived the test of time. Anesthesiology. 2005;102:855-7.

18 Chamberlain G, Banks J. Assessment of the apgar score. Lancet. 1974;1225-8.

19 Butterfield J, Covey MJ. Practical Epigram of the Apgar Score (Letter). JAMA. 1962;181:353.

20 O'Donnell CPF et al. Interobserver variability of the 5 minute apgar score. J Pediatr. 2006;149:486-9.

21 Apgar V. The newborn (apgar) scoring system. Pediatr Clin North Am. 1966;13:645-50.

22 Rüdiger M et al. Variations of Apgar Score of very low birth weight infants in different neonatal intensive care units. Acta Paediatr. 2009;98:1433-6.

23 Keenan W. The Apgar challenge. J Pediatr. 2006;149:440.

24 Auld PA et al. Responsiveness and resuscitation of the newborn. The use of the Apgar score. Am J Dis Child. 1961;101:713-24.

25 Drage JS, Kennedy C, Schwarz BK. The Apgar score as an index of neonatal mortality. Obstet Gynecol. 1964;24:222-30.

26 Drage JS et al. The Apgar score as an index of infant morbidity. Dev Med Child Neurol. 1966;8:141-8.

27 Nelson KB, Ellenberg JH. Apgar scores as predictor of chronic neurologic disability. Pediatrics. 1981;68:36-44.

28 Casey BM, McIntire DD, Leveno KJ. The continuing value of the apgar score for the assessment of newborn infants. N Engl J Med. 2001;344:467-71.

29 Is the apgar score outmoded? Lancet. 1989;1:591-2.

30 American Academy of Pediatrics. Use and abuse of the Apgar Score. Pediatrics. 1986;78:1148-9.

31 Marlow N. Do we need an Apgar score? Arch Dis Child Fetal Neonatal Ed. 1992;67:765-9.

32 Silverman F et al. The Apgar score: Is it enough? Obstet Gynecol. 1985;66:331-6.

33 Ramji S et al. Resuscitation of asphyxic newborn infants with room air or 100 % oxygen. Pediatr Res. 1993;34:809-12.

34 Wiswell TE et al. Delivery room management of the apparently vigorous meconium-stained neonate: results of the multicenter, international collaborative trial. Pediatrics. 2000;105:1-7.

35 Hellström-Westas L et al. Earlier Apgar score increases in severely depressed term infants cared for in swedish level III units with 40 % oxygen versus 100 % oxygen resuscitation strategies: A population based register study. Pediatrics. 2006;118:e1798-e1804.

36 Jennett RJ et al. Apgar index: A statistical tool. Am J Obstet Gynecol. 1981;140:206-12.

37 Patel H, Beeby PJ. Resuscitation beyond 10 minutes of term babies born without signs of life. J Paediatr Child Health. 2004;40:136-8.

38 Harrington DJ et al. The long-term outcome in surviving infants with Apgar zero at 10 minutes: a systematic review of the literature and hospital-based cohort. Am J Obstet Gynecol. 2007;196:463.e1-463.e5.

39 Laptook A et al. Outcome of term infants using Apgar scores at 10 minutes following hypoxic-ischemic encephalopathy. Pediatrics. 2009;124:1619-26.

40 Moster D et al. The association of Apgar score with subsequent death and cerebral palsy: A population-based study in term infants. J Pediatr. 2001;138:798-803.

41 Paneth N, Fox H. The relationship of Apgar score to neurologic handicap: A survey of clinicians. Obstet Gynecol. 1983;61:547.

42 Maier R et al. Comparison of mortality risk: a score for very low birthweight infants. Arch Dis Child Fetal Neonatal Ed. 1997;76:F146-F151.

43 Tyson JE et al. Intensive care for extreme prematurity – Moving beyond gestational age. N Engl J Med. 2008;358:1672-81.

44 Gagliardi L et al. Assessing mortality risk in very low birthweight infants: comparison of CRIB, CRIB-II and SNAPPE-II. Arch Dis Child Fetal Neonatal Ed 2004;89:F419-F422.

45 Apgar V et al. Evaluation of the newborn infant – second report. JAMA. 1958;168:1985-8.

46 Clark DA, Hakanson DA. The inaccuracy of Apgar scoring. J Perinatol. 1988;8:203-5.

47 Lopriore E et al. Correct use of the Apgar score for resuscitated and intubated newborn babies: questionnaire study. Br Med J. 2004;329:144.

48 Sun Y et al. Paternal age and Apgar scores of newborn infants. Epidemiology. 2006;17:473-4.

49 Straube S et al. Investigation of the association of Apgar score with maternal socioeconomic and biological factors: an analysis of German perinatal statistics. Arch Gynecol Obstet. 2010;in press.

50 Nagy E et al. Sex-differences in Apgar scores for full-term neonates. Acta Paediatr. 2009;98:897-900.

51 Obladen M et al. Low Apgar score without acidosis may indicate neuromuscular disorder. Early Hum Dev. 2008;84:673-9.

52 Catlin EA et al. The Apgar score revisited: Influence of gestational age. J Pediatr. 1986;109:865-8.

53 Hegyi T et al. The Apgar Score and its components in the preterm infant. Pediatrics. 1998;101:77-81.

54 Forsblad K et al. Apgar score predicts short-term outcome in infants born at 25 gestational weeks. Acta Paediatr. 2007;96:166-71.

55 Whitelaw A. Does Apgar score predict outcome in individual extremely preterm infants? Acta Paediatr. 2007;96:154-5.

56 Behnke M et al. The relationship of Apgar scores, gestational age, and birthweight to survival of low-birthweight infants. Am J Perinat. 1987;4:121-4.

57 Papile LA. Editorial: The Apgar Score in the 21st Century. N Engl J Med. 2001;344:519-20.

58 Rüdiger M et al. The Apgar Score. Pediatrics. 2006;118:1314-5.

59 ILCOR. International consensus on cardiopulmonary resuscitation and emergency cardiovascular care science with treatment recommendations. Part 7: neonatal resuscitation. Resuscitation. 2005;67:293-303.

60 American Academy of Pediatrics et al. The Apgar Score. Pediatrics. 2006;117:1444-7.

61 Pinheiro JMB. The Apgar cycle: a new view of a familiar scoring system. Arch Dis Child Fetal Neonatal Ed. 2009;94:F70-F72.

62 Rutter M, Post M. Molecular basis for normal and abnormal lung development. In: Bancalari E, ed. The newborn lung: Neonatology questions and controversies. Philadelphia: Saunders; 2008:3-41.

63 Hooper SB, Harding R. Role of aeration in the physiological adaptation of the lung to air-breathing at birth. Curr Resp Med Rev. 2005;1:185-95.

64 Rüdiger M, Tölle A, Meier W, Rüstow B. Effect of minor components of alveolar surfactant lipids on surface properties. Recent Res Devel Chem Phys Lipids. Kerala: Transworld Research Network; 2003:1-14.

65 Jain L, Eaton CD. Physiology of fetal lung fluid clearance and the effect of labor. Semin Perinatol. 2006;30:34-43.

66 Zelenina M, Zelbenin S, Aperia A. Water channels (Aquaporins) and their role for postnatal adaptation. Pediatr Res. 2005;57:47R-53R.

67 Jain L, Eaton CD. Alveolar fluid transport: a changing paradigm. Am J Physiol Lung Cell Mol Physiol. 2006;290:L646-L648.

68 Bland RD, Carlton DP, Jain L. Lung fluid balance during development and in neo-

natal lung disease. In: Bancalari A, ed. The newborn lung: Neonatology questions and controversies. Philadelphia: Saunders; 2008:141-65.

69   Siew ML et al. Inspiration regulates the rate and temporal pattern of lung liquid clearance and lung aeration at birth. J Appl Physiol. 2009;106:1888-95.

70   Miserocchi G et al. Development of lung edema: Interstitial fluid dynamics and molecular structure. News Physiol Sci. 2001;16:66-71.

71   Miserocchi G et al. Pulmonary interstitial pressure in premature rabbits. Respir Physiol. 1995;102:239-49.

72   Copetti R, Cattarossi L. The "double lung point": An ultrasound sign of transient tachypnea of the newborn. Neonatology. 2007;91:203-9.

73   Copetti R et al. Lung ultrasound in respiratory distress syndrome: A useful tool for early diagnosis. Neonatology. 2008;94:52-9.

74   te Pas AB et al. From liquid to air: Breathing after birth. J Pediatr. 2008;152:607-11.

75   Karlberg P. The adaptive changes in the immediate postnatal period, with particular references to respiration. J Pediatr. 1960;56:585-604.

76   te Pas AB et al. Breathing patterns in preterm and term infants immediately after birth. Pediatr Res. 2009;65:352-6.

77   Harrison VC et al. The significance of grunting in hyaline membrane disease. Pediatrics. 1968;41:549-59.

78   Jobe A. The new BPD: An arrest of lung development. Pediatr Res. 1999;46:641-3.

79   Jobe A, Bancalari E. Bronchopulmonary dysplasia. Am J Respir Crit Care Med. 2001;163:1723-9.

80   Rüdiger M et al. Development of pulmonary lipophilic antioxidants and peroxidizable lipids during lung maturation. Am J Perinat. 1998;15:329-33.

81   Tölle A et al. Effect of cholesterol and surfactant protein B on the viscosity of phospholipid mixtures. Chem Phys Lipids. 2002;114:159-68.

82   Rüdiger M et al. Plasmalogens effectively reduce the surface tension of surfactant-like phospholipid mixtures. Am J Physiol. 1998;274:L143-L148.

83   Rüdiger M et al. Preterm infants with high polyunsaturated fatty acid and plasmalogen content in tracheal aspirates do develop bronchopulmonary dysplasia less often. Crit Care Med. 2000;28:1572-7.

84   Rüdiger M et al. Naturally derived commercial surfactants differ in composition of surfactant lipids and in surface viscosity. Am J Physiol Lung Cell Mol Physiol. 2005;288:L379-L383.

85   Proquitté H et al. Observational study to compare the clinical efficacy of the natural surfactants Alveofact and Curosurf in the treatment of respiratory distress syndrome in premature infants. Respir Med. 2007;101:169-76.

86   Bjorklund LJ et al. Manual ventilation with a few large breaths at birth compromises the therapeutic effect of subsequent surfactant replacement in immature lambs. Pediatr Res. 1997;42:348-55.

87   Hilman N et al. Airway injury from initiating ventilation in preterm sheep. Pediatr Res. 2010;67:60-5.

88   Friedrich W et al. Surface tension measurements on pharyngeal and tracheal aspirate samples from newborns without and with respiratory distress syndrome. Biol Neonate. 1996;70:75-83.

89   Rüdiger M et al. Disturbed surface properties in preterm infants with pneumonia. Biol Neonate. 2001;79:73-8.

90   Vyas H, Milner AD, Hopkin IE. Intrathoracic pressure and volume changes during the spontaneous onset of respiration in babies born by cesarean section and by vaginal delivery. J Pediatr. 1981;99:787-91.

91   Vyas H et al. Role of labour in the establishment of functional residual capacity at birth. Arch Dis Child. 1983;58:512-7.

92   Barker PM et al. Decreased sodium ion absorption across nasal epithelium of very premature infants with respiratory distress syndrome. J Pediatr. 1997;130:373-7.

93   Avery ME, Gatewood OB, Brumley GW. Transient tachypnea of newborn. Possible delayed resorption of fluid at birth. Am J Dis Child. 1966;111:380-5.

94   Rüdiger M et al. Are biochemical parameters of lung maturation from gastric, tracheal and pharyngeal aspirates comparable? Biol Neonate. 1998;6:356-61.

95   Farchi S et al. Timing of repeat elective caesarean delivery and neonatal respiratory outcomes. Arch Dis Child Fetal Neonatal Ed. 2010;95:F78.

96   Stutchfield P et al. Antenatal betamethasone and incidence of neonatal respiratory distress after elective caesarean section: pragmatic randomised trial. Br Med J. 2005;331:662-4.

97   Krantz ME et al. Epidemiological analysis of the increased risk of disturbed neonatal respiratory adaptation after caesarean section. Acta Paediatr Scand. 1986;75:832-9.

98   Tutdibi E et al. Impact of labor on outcomes in transient tachypnea of newborn: Population-based study. Pediatrics. 2010;125:e577-e583.

99   Rüdiger M. Perinatale Asphyxie und Hypothermiebehandlung. Neonatologie im Detail Bd. 1. Stuttgart: Ligatur Verlag für Klinik und Praxis; 2009.

100   McClure JH. Newborn blood oxygen: A method of increasing the partial pressure of oxygen in the blood of the newborn infant. Obstet Gynecol. 1958;11:696-703.

101   Davis PG et al. Resuscitation of newborn infants with 100 % oxygen or air: a systematic review and meta-analysis. Lancet. 2004;364:1329-33.

102   Wada K, Jobe A, Ikegami M. Tidal volume effects on surfactant treatment responses with the initiation of ventilation in preterm lambs. J Appl Physiol. 1997;83:1054-61.

103   te Pas AB et al. Establishing functional residual capacity at birth: The effect of sustained inflation and positive end-expiratory pressure in a preterm rabbit model. Pediatr Res. 2009;65:537-41.

104   te Pas AB et al. Effect of sustained inflation length on establishing functional residual capacity at birth in ventilated premature rabbits. Pediatr Res. 2009;66:295-300.

105   Siew ML et al. Positive end-expiratory pressure enhances development of a functional residual capacity in preterm rabbits ventilated from birth. J Appl Physiol. 2009;106:1487-93.

106   Jobe A. Transition / adaptation in the delivery room and less RDS: «Don't just do something, stand there!» J Pediatr. 2005;147:284-6.

107   Roberts D, Dalziel SR. Antenatal corticosteroids for accelerating fetal lung maturation for women at risk of preterm birth. Cochrane Database of Systematic Reviews. 2006;3:CD004454.

108   Bolt RJ et al. Glucocorticoids and lung development in the fetus and preterm infant. Pediatr Pulmonol. 2001;32:76-91.

109   Crowther CA, Harding JE. Repeat doses of prenatal corticosteroids for women at risk of preterm birth for preventing neonatal respiratory disease. Cochrane Database of Systematic Reviews. 2007;3:CD003935.

110   Hjalmarson O. Epidemiology and classification of acute, neonatal respiratory disorders. A prospective study. Acta Paediatr Scand. 1981;70:773-83.

111   Soll RF, Morley CJ. Prophylactic versus selective use of surfactant in preventing morbidity and mortality in preterm infants. Cochrane Database of Systematic Reviews. 2001;2:CD000510.

112   Soll RF. Early versus delayed selective surfactant treatment for neonatal respiratory distress syndrom. Cochrane Database of Systematic Reviews. 1999;4:CD001456.

113   Morley CJ et al. Nasal CPAP or intubation at birth for very preterm infants. N Engl J Med. 2008;358:700-8.

114   Stevens TP et al. Early surfactant administration with brief ventilation vs. selective surfactant and continued mechanical ventilation for preterm infants with or at risk for respiratory distress syndrome. Cochrane Database of Systematic Reviews. 2007;4:CD003063.

115   Rojas MA et al. Very early surfactant without mandatory ventilation in premature infants treated with early continuous positive airway pressure: A randomized controlled trial. Pediatrics. 2009;123:137-42.

116   Verder H et al. Nasal CPAP and surfactant for treatment of respiratory distress syndrome and prevention of bronchopulmonary dysplasia. Acta Paediatr. 2009;98:1400-8.

117   Villar J et al. Maternal and neonatal individual risks and benefits associated with caesarean delivery: multicentre prospective study. Br Med J. 2007;335:1025-36.

118   Tita ATN et al. Timing of elective repeat cesarean delivery at term and neonatal outcomes. N Engl J Med. 2009;360:111-20.

119   te Pas AB, Walther FJ. A randomized, controlled trial of delivery-room respiratory management in very preterm infants. Pediatrics. 2007;120:322-9.

120   te Pas AB et al. Early nasal continous positive airway pressure and low threshold for intubation in very preterm infants. Acta Paediatr. 2008;97:1094-6.

121   Birenbaum HJ et al. Reduction in the incidence of chronic lung disease in very low birth weight infants: Results of a quality improvement process in a tertiary level neonatal intensive care unit. 2009;123:50.

122   Aly H et al. Early nasal continous positive airway pressure and necrotizing enterocolitis in preterm infants. Pediatrics.2009;124:205-10.

123   Elgellab A et al. Effects of nasal continuous positive airway pressure (NCPAP) on breathing pattern in spontaneously breathing

premature newborn infants. Intensive Care Med: 2001;27:1782-7.

124 te Pas AB et al. Spontaneous breathing patterns of very preterm infants treated with continuous positive airway pressure at birth. Pediatr Res. 2008;64:281-5.

125 Avery ME et al. Is chronic lung disease in low birth weight infants preventable? A survey of 8 centres. Pediatrics. 1987;79:26-30.

126 Ammari A et al. Variables associated with the early failure of nasal CPAP in very low birth weight infants. J Pediatr. 2005;147:341-7.

127 Aly H. Is there a strategy for preventing Bronchopulmonary Dysplasia? Absence of evidence is not evidence of absence. Pediatrics. 2007;119:818-20.

128 Geary C et al. Decreased incidence of bronchopulmonary dysplasia after early management changes, including surfactant and nasal continuous positive airway pressure treatment at delivery, lowered oxygen saturation goals, and early amino acid administration: A historical cohort study. Pediatrics. 2008;121:89-96.

129 Walsh MC et al. A cluster-randomized trial of benchmarking and multimodel quality improvement to improve rates of survival free of bronchopulmonary dysplasia for infants with birth weights of less than 1250 grams. Pediatrics. 2007;119:876-90.

130 Kattwinkel J et al. Responding to compliance changes in a lung model during manual ventilation: Perhapse volume, rather than pressure, should be displayed. Pediatrics. 2009;123:e465-e470.

131 Finer NN et al. Comparison of methods of bag and mask ventilation for neonatal resuscitation. Resuscitation. 2001;49:299-305.

132 Roehr CC et al. Manual ventilation devices in neonatal resuscitation: tidal volume and positive pressure-provision. Resuscitation. 2010;81:202-5.

133 O'Donnell CPF et al. Neonatal resuscitation 1: A model to measure inspired and expired tidal volumes and assess leakage at the face mask. Arch Dis Child Fetal Neonatal Ed. 2005;90:F388-F391.

134 Bennett S et al. A comparison of three neonatal resuscitation devices. Resuscitation. 2005;67:113-8.

135 Tracy T, Downe L, Holberton J. How safe is intermittent positive pressure ventilation in preterm babies ventilated from delivery to newborn intensive care unit. Arch Dis Child Fetal Neonatal Ed. 2004;89:F84-F87.

136 Schmölzer GM et al. Reducing lung injury during neonatale resuscitation of preterm infants. J Pediatr. 2008;153:741-5.

137 Lindner W, Högel J, Pohlandt F. Sustained pressure – controlled inflation or intermittent mandatory ventilation in preterm infants in the delivery room? A randomized, controlled trial on initital respiratory support via nasopharyngeal tube. Acta Paediatr. 2005;94:303-9.

138 Vento M, Cheung PP, Aguar M. The first golden minutes of the extremely-low-gestational-age neonate: A gentle approach. Neonatology. 2009;95:286-98.

139 Morley CJ, Davis PG. Advances in neonatal resuscitation: supporting transition. Arch Dis Child Fetal Neonatal Ed. 2008;93:F334-F336.

140 Horbar JD et al. Collaborative quality improvement to promote evidence based surfactant for preterm infants: a cluster randomised trial. Br Med J. 2004;329:1004.

141 O'Donnell CPF et al. Feasibility of and delay in obtaining pulse oximetry during neonatal resuscitation. J Pediatr. 2005;147:698-9.

142 Kopotic RJ, Lindner W. Assessing high-risk infants in the delivery room with pulse oximetry. Anaesth Analg. 2002;94:S31-S36.

143 Bonhorst B, Peters CS, Poets C. Pulse oximeters reliability in detecting hypoxemia and bradycardia: Comparison between a conventional and two new generation oximeters. Crit Care Med. 2000;28:1565-8.

144 Toth B, Becker A, Seelbach-Göbel B. Oxygen saturation in healthy newborn infants immediately after birth measured by pulse oximetry. Arch Gynecol Obstet. 2002;266:105-7.

145 Dawson JA et al. Pulse oximetry for monitoring infants in the delivery room: a review. Arch Dis Child Fetal Neonatal Ed. 2007;92:4-7.

146 Thangaratinam S et al. Accuracy of pulse oximetry in screening for congenital heart disease in asymptomatic newborns: a systematic review. Arch Dis Child Fetal Neonatal Ed. 2007;92:176-80.

147 Valmari P. Should pulse oximetry be used to screen for congenital heart disease? Arch Dis Child Fetal Neonatal Ed. 2007;92:219-24.

148 American Heart Association, American Academy of Pediatrics. 2005 American Heart Association (AHA) Guidelines for Cardiopulmonary Resuscitation (CPR) and Emergency Cardiovascular Care (ECC) of Pediatric and

Neonatal Patients: Neonatal Resuscitation Guidelines. Pediatrics. 2006;117:1029-38.

149 Rabi Y et al. Oxygen saturation trends immediately after birth. J Pediatr. 2008;148:590-4.

150 Rabi Y et al. Relationship between oxygen saturation and the mode of oxygen delivery used in newborn resuscitation. J Perinatol. 2009;29:101-5.

151 Dawson JA et al. Oxygen saturation and heart rate during delivery room resuscitation of infants <30 weeks' gestation with air or 100 % oxygen. Arch Dis Child Fetal Neonatal Ed. 2009;94:F87-F91.

152 Wang CL et al. Resuscitation of preterm neonates by using room air or 100 % oxygen. Pediatrics. 2008;121:1083-9.

153 Vento M et al. Preterm resuscitation with low oxygen causes less oxidative stress, inflammation, and chronic lung disease. Pediatrics. 2009;124:e439-e449.

154 Escrig R et al. Achievement of targeted saturation values in extremely low gestational age neonates resuscitated with low or high oxygen concentrations: A prospective, randomized trial. Pediatrics. 2008;121:875-81.

155 Rüdiger M et al. Sauerstoff in der Neonatologie: Sättigungsgrenzen und Sauerstoffsupplementation. Pädiat Praxis. 2010;74:409-18.

156 Klinger G et al. Do hyperoxaemia and hypocapnia add to the risk of brain injury after intrapartum asphyxia? Arch Dis Child Fetal Neonatal Ed. 2005;90:F49-F52.

157 Naumburg E et al. Supplementary oxygen and risk of childhood lymphatic leukaemia. Acta Paediatr. 2002;91:1328-33.

158 Tan A et al. Air versus oxygen for resuscitation of infants at birth (review). Cochrane Database of Systematic Reviews. 2005;2:CD002273.

159 Owen CJ, Wyllie JP. Determination of heart rate in the baby at birth. Resuscitation. 2004;60:213-7.

160 Kamlin COF et al. Accuracy of clinical assessment of infant heart rate in the delivery room. Resuscitation. 2006;71:319-21.

161 Kamlin COF et al. Accuracy of pulse oximetry measurement of heart rate of newborn infants in the delivery room. J Pediatr. 2008;152:756-60.

162 Ziino AJA, Davies MW, Davis PJ. Epinephrine for the resuscitation of apparently stillborn or extremely bradycardic newborn infants. Cochrane Database of Systematic Reviews. 2002;3:CD003849.

163 Beveridge CJE, Wilkinson AR. Sodium bicarbonate infusion during resuscitation of infants at birth. Cochrane Database of Systematic Reviews. 2006;1:CD004864.

164 Laptook A et al. Admission temperature of low birth weight infants: predictors and associated morbidities. Pediatrics. 2007;119:649.

165 Costeloe K et al. The EPICure study: outcomes to discharge from hospital for infants born at the threshold of viability. Pediatrics. 2000;106:659-71.

166 Soll RF. Heat loss prevention in neonates. J Perinatol. 2008;28:S57-S59.

167 McCall EM et al. Interventions to prevent hypothermia at birth in preterm and/or low birthweight infants. Cochrane Database of Systematic Reviews. 2010;1:CD004210.

168 Trevisanuto D et al. Heat loss prevention in very preterm infants in delivery rooms: A prospective, randomized, controlled trial of polyethylene caps. J Pediatr. 2010;in press.

169 Vohra S et al. Heat loss prevention (HELP) in the delivery room: A randomized controlled trial of polyethylene occlusive skin wrapping in very preterm infants. J Pediatr. 2004;145:750-3.

170 Vento M et al. Using intensive care technology in the delivery room: A new concept for the resuscitation of extremely preterm infants. Pediatrics. 2008;122:1113-6.

171 Clark RH, Lui K, Oei JL. Use of oxygen in the resuscitation of preterm infants: Current opinion and practice in Australia and New Zealand. J Paediatr Child Health. 2009;45:31-5.

172 Sa-Couto CD et al. A model for educational simulation of hemodynamic transitions at birth. Pediatr Res. 2010;67:158-65.

173 Thomas JE et al. Teaching teamwork during the neonatal resuscitation program: a randomized trial. J Perinatol. 2007;27:409-14.

174 Carbine DN et al. Video recording as a means of evaluating neonatal resuscitation performance. Pediatrics. 2000;106:654-8.

175 Oakley E et al. Using video recording to identify management errors in pediatric trauma resuscitation. Pediatrics. 2006;117:658-64.

176 O'Donnell CPF et al. Ethical and legal aspects of video recording neonatal resuscitation. Arch Dis Child Fetal Neonatal Ed. 2008;93:F82-F84.

177 Wood FE et al. A respiratory function monitor improves mask ventilation. Arch Dis Child Fetal Neonatal Ed. 2008;93:F380-F381.

Sachwortverzeichnis